天下文化

BELIEVE IN READING

U0549941

# 榮耀變革

## 臺中榮總1461天的創新與再造

倪可誠 著

目錄

序
賴清德 中華民國總統
臺灣智慧醫療新標竿 6
邱泰源 衛生福利部部長
看見未來醫療的智慧創新力 10
嚴德發 國軍退除役官兵輔導委員會主任委員
榮耀傳承，變革永續 14
陳適安 臺中榮民總醫院院長
成為未來醫療的先鋒團隊 18
前言
一場全面啟動的自我超越 22

1
啟動——精準定位 32
1-1 一條加速上升的陡坡路 36
1-2 理解過去，找到改革的支點 44
1-3 打開限制，打開資源，打開眼界 56
1-4 從深水區開始調校 70
2
賦能——引水入渠，水到渠成 78
2-1 三軍未動，糧草先行 80

2-2 注入人才活水 92
2-3 以病人為中心的流程改造 114
2-4 沒有最好，只有更好 136

# 3 升級──接軌未來醫療

升級──接軌未來醫療 156
3-1 大疫當前的壓力測試 158
3-2 彎道超車，深化智慧醫療的推動 178
3-3 專注先進研究，守護每個希望 202

4
深化——由內而外、持續擴大的影響力 228
4-1 讓影響力起飛 230
4-2 讓影響力生根 246
4-3 讓影響力落地 264
5
永續——人文初心，燦爛恆久 274
5-1 醫學人文，化虛為實 276
5-2 打造全天候幸福職場 298

# 序

# 臺灣智慧醫療新標竿

賴清德　中華民國總統

健康是基本人權，更是普世價值，不只涉及一個國家人民的福祉，更攸關全人類的生存發展。

尤其，二〇二五年臺灣正式邁入超高齡社會，如何在提升國人平均餘命的同時，降低不健康年數，打造一個讓國人活得愈久、也活得愈健康的社會，一直是我從政以來念茲在茲的重要工作。

為了早日實現「健康臺灣」的目標，我特別在總統府成立「健康臺灣推動委員會」，其中，在智慧醫療領域，我特別倚重臺中榮總陳適安院長的專業與經驗，協助政府積極推動智慧醫療的發展。

## 在智慧醫療領域的卓越表現令人驚豔

近年來，中榮持續著力於智慧醫療領域的精益求精。二〇二三年，中榮成為臺灣第一家入選《美國新聞週刊》（*Newsweek*）與調研機構Statista合作評選的「全球最佳智慧醫院」的醫療機構，排名全球前三百大；二〇二四年，更成為全國醫學中心裡，唯一一家進入百大的醫院。

二〇二四年八月，我到中榮參觀智慧病房、遠距醫療及戰情中心，和全自動智能檢驗室，對於中榮結合ＡＩ、資通訊與自動化等科技，大幅提升醫療照顧效能，讓急診二十四小時滯留率趨近於零，並在全球護理人力短缺潮中，讓護理人員留任率超過九成，留下非常深刻的印象。

陳適安院長就任以來，以卓識的遠見，大刀闊斧改革，不僅讓中榮規模愈來愈大、服務量能愈來愈多，而且讓中榮從臺灣精準預防醫學的先鋒，進一步成為臺灣智慧醫療的新標竿，真的讓人相當敬佩。

政府也非常重視醫療平權，為強化偏鄉醫療照護，我們啟動「健康臺灣深耕計畫」，投入經費支持各級醫療機構培育人才、發展智慧醫療，並借助智慧醫療之力，確保偏遠地區民眾也能得到相同的醫療服務，以達成「均衡臺灣」的目標。

## 成為落實醫療平權的助力

做為臺灣智慧醫療的領頭羊，中榮的遠距照護中心，透過智慧醫療網絡與多個偏遠地區醫院建立合作關係，讓民眾能夠獲得更好的醫療照顧，真正落實醫療平權。

看到中榮的變革與第一線醫護人員的付出，我心中有滿滿的感謝，也讓我深信，實現「健康臺灣」的目標指日可待。

臺灣醫療向來享譽國際，這是醫界共同努力的成果。期望未來也能持續與所有醫界朋友攜手合作，推動精準醫療、智慧醫療，讓醫療產業成為臺灣另一座護國神山，讓國人健康、讓國家更強、讓世界擁抱臺灣。

# 序

## 看見未來醫療的智慧創新力

邱泰源　衛生福利部部長

臺中榮總是臺灣中部地區的醫學中心，肩負著守護中部民眾健康的使命，創立四十餘年來，中榮全體同仁日夜不歇，堅守對這項使命的承諾。

二〇二一年陳適安院長上任後，與中榮團隊攜手推動多項變革工程，將尋求極限創新的動力，內化編譯進組織基因，讓源源不絕的創新能量成為貫通組織運作的活水動能。

即使是在最危急混亂的時刻，中榮除了展現出堅毅不移的醫者初心，更有著勇於超越自我的創新膽識。

賴清德總統在二〇二四年八月到中榮視察時，就曾經特別提到，「在疫情期間，中部地區若非有臺中榮總發揮功能，防疫工作不會有那麼好的成效。」

當時臺中榮總承擔起中部地區抗疫的重責大任，從創全國紀錄的大規模疫苗施打、排除萬難的戶外篩檢，以及看診給藥得來速作業，到零死亡率的重症病人治療照護等，臺中榮總團隊用臨床醫療實績，證明了守護民眾健康的決心與專業，更以快速導入科技應用的流程優化，讓外界看到其卓越的創新實力。

## 強化數位基礎實力

過去四年，中榮持續大步升級，特別是在智慧醫療領域上，包含醫療服務流程、臨床檢驗診斷、先進醫療照護、醫學研究創新，以及臨床試驗與產學合作等，都以數位化作為發展主軸，徹底落實數位轉型工程，進而開展出一片未來深耕數位化醫療的豐壤沃土。

此外，在資訊系統發展上，中榮也持續強化數據資源儲備量能，從電子病歷、檢驗報告，到醫療服務流程記錄，中榮在結構化數據完備程度上，也超越其他醫療機構。

## 其他機構研究學習的最佳實例

誠如許多人所知道的，數據是驅動人工智慧發展的燃料，在高度數位化流程與豐沛數據資源的支持之下，中榮不僅連續三年入選全球智慧醫院，更成為臺灣唯一進入全球前一百大智慧醫院的醫療機構。

對中榮而言，人工智慧不是還在努力的未來夢想，而是已經落地成真的現在進行式。

臺中榮總團隊與陳適安院長共同成就的這一場榮耀變革，儼然成為許多機構研究學習的最佳實例。

展望未來，期許臺中榮總能不斷發揮勇於超越自我的智慧創新力，持續推進臺灣智慧醫療發展，並創造高價值的醫療服務，成為打造健康臺灣的堅定力量。

## 序

# 榮耀傳承，變革永續

嚴德發　國軍退除役官兵輔導委員會主任委員

臺中榮民總醫院的前身為一九八二年創立的榮民總醫院臺中分院，秉持著國軍退除役官兵輔導委員會「榮民在哪裡，服務就到哪裡」的服務使命，為當時臺灣中部地區十六萬名榮民與眷屬，提供醫療服務資源。

時間快轉到四十一年後，二〇二三年，臺中榮總門診服務人次突破一百七十萬人、服務住院病人的人次超過四十七萬人，早已遠遠超過當初退輔會設想的規模。

而中榮在臨床、教學、研究上所展現的影響力，也早已不只限於臺灣中部，而是涵蓋整個臺灣，甚至延伸擴及到亞太與全球區域。

## 攻克許多醫學中心達不到的目標

我在二〇二四年五月接任退輔會主委後，有機會多次到中榮參訪，看到中榮在陳適安院長帶領下，以成為國際級醫學中心為目標，在智慧醫療、尖端醫療、精準醫療、再生醫療等領域積極布局，從連續兩年入選全球智慧醫院、成為亞太地區唯一具備多科別達文西手術觀摩中心的醫學中心、到打造細胞治療GTP實驗室等多項國際級別先進研究資源，中榮在許多領域的表現，不只在臺灣醫學中心裡名列前茅，更已躍升至亞洲、甚至是全球領先梯隊的水準。

這一切的改變，來自過去四年陳適安院長帶領中榮團隊共同推動變革的成果。

陳院長以精準與紀律，領導團隊進行轉型再造。

而正如在《榮耀變革：臺中榮總一四六一天的創新與再造》這本書中提到的，「沒有最好，只有更好」是中榮執行流程改造時的信念，特別是針對那些能讓中榮脫胎換骨的關鍵點，陳院長的魄力與堅持，再加上優秀團隊同心協力，讓中榮陸續攻克許多醫學中心迄今無法做到的目標，例如全國最低的急診二十四小時滯留率。

## 走出臺灣、迎向世界

在書裡也提到陳院長說過的一段話：「我看到有病人要留在急診室過夜，看到家屬在旁邊不知所措，我非常難過，甚至曾經忍不住跟主管說：『臺中人難道是這麼可憐嗎？一定非得在急診室過夜不可嗎？』」這段話讓我很感動，也讓我看到，在持續前進追求創新的過程中，中榮仍然始終不忘「以病人為中心」的醫者初心。

超過四十年的歲月累積，一批又一批優秀團隊的接力，讓中榮成為守護臺灣中部民眾健康最堅實的力量，這是中榮人傳承的榮耀，而過去四年，中榮成功推動的多項變革成果，將會成為中榮永續創新的動能，讓中榮走出臺灣、迎向世界。

# 序

# 成為未來醫療的先鋒團隊

陳適安　臺中榮民總醫院院長

來到臺中榮總，是我人生中難得的一段際遇。中榮悠久的光榮傳統，以及優秀出色的團隊，是這個組織最珍貴的資產。在我過去的職業生涯中，也曾經與中榮團隊合作，但當時我並沒有預期到，在幾年之後，我會有機會來到中榮，與一群對醫療服務與醫學研究充滿熱情的團隊會合，攜手踏上一條奔赴共同擘劃未來醫療願景的變革之路。

正如同《榮耀變革》書中所提到的，所謂的變革，是一次又一次超越自我的挑戰，在中榮，我們的確是以這樣的標準來自我要求。而在過程中，「精準」與「紀律」這兩項準則，更是中榮團隊在規劃、執行、檢討、提升的變革管理流程中須臾不離的尺規。我們用這兩項準則，改變流程、調整心態，更重要的是，我們共同建立起了一套能夠更快速對應布局全球醫療趨勢變化的反應機制。

## 用實在的成績證明自己

細讀書中內容，每每讀到同仁提及參與變革過程的榮譽感與成就感，又或者提及因為親身經歷這些改變而感受到的幸福感與自豪感，總是讓我有最深的觸動，因為我知道，這都是同仁最真實的感受，在不斷挑戰自我的變革中，我們一起證明了自己。

我們一起克服的挑戰，都成為團隊推動變革的決心與信心，而以結果來看，在前進與後退的拉扯中，中榮團隊用實實在在的成績，證明了這是一個對於未來有更大格局、更強企圖心的團隊，也成就了一支以成為國際級醫學中心為目標，將為臺灣與全球醫療趨勢建立緊密聯結的未來醫療先鋒團隊。

正如書中將中榮過去四年的變革劃分出「啟動」、「賦能」、「升級」、「深化」、「永續」五個階段，對應著我們從目標設定、策略規劃、戰略制訂、戰術執行，到行動落實，讓每一個環節都緊緊相扣，在大方向上，將團隊的眼界格局向上提升，在小細節處，我們以當責做為標準，精準調校每一個動作都必須確實到位。

## 各界的善意，放大變革的影響力

我們以「智慧醫療」、「精準醫療」、「再生醫療」、「尖端醫療」為四大策略主軸，再以「員工福利」、「空間環境」、「寬廣視野」、「敦親睦鄰」、「廣結善緣」、「積極任事」、「火力全開」做為驅動組織進步的七大工作任務，要求每一項計畫都要有明確的成果，每一項成果都能在策略中產生顯著效用，進而轉化成為帶動組織持續加速前進的動能。

而在此其中，我除了要感謝中榮全體同仁的共同努力，在過程中，我們更獲得來自社會上許多認同中榮變革願景的研究機構、大學院校、企業單位的支持，這些來自各界的善意，為我們帶來了正向的能量，也讓中榮在獲得豐沛資源的支持下，得以將變革的影響力加乘放大。

所謂「登泰山而小天下」，中榮團隊在過去幾年變革過程中歷練出的眼界與格局，雖有「會當凌絕頂」的雄心壯志，但在全球未來醫療發展的激烈競爭中，卻沒有「一覽群山小」的自負，當我們看得更遠，自我期許的目標只會更高。從起步、加速，到超越，在我們肩上擔負的是中榮的榮耀，也是推動臺灣未來醫療加速前進的使命。

# 前言

# 一場全面啟動的自我超越

四十年前，同樣的一條長廊，從玻璃窗照射進來的陽光，灑落在光潔的地板上，走過長廊的人們，不論為何而來，都能被和煦的日光輕柔照拂。

四十年過去，長廊上依舊人來人往，只是，經歷幾十年風吹雨打，原本透明的玻璃不再閃亮，不只遮擋了從外照耀進來的陽光，也模糊了從內向外眺望遠方的視野。每日穿梭其間的人們，或許早已不復記憶，或根本無從得知，長廊也曾有過那樣的金光燦爛。

這條長廊，曾是臺中榮總的寫照。

成立超過四十年的中榮，擁有光榮的歷史與優秀的團隊，但同時也有自己的包袱。面對醫學研究與醫療科技一日千里的快速演進，以及後進對手的急起直追，正如遭遇同樣情境的其他組織一樣，中榮內部出現「溫水煮青蛙」的焦慮。畢竟，外部環境的變化從來不會為誰特意停下腳步，在時間成本與機會成本持續墊高的情況下，不論是營運效率、人才資源、研究能量、競爭排名，中榮面對的壓力愈來愈大。

中榮的下一步，會是向下沉淪，還是向上提升？對於所有中榮人而言，這是疑問，也是焦慮。二〇二一年，中榮終於迎來啟動變革、自我超越的契機。

## 決心承擔改造中榮的責任

與時俱進的改變，不是為了推翻過去，而是成就未來。基於迭代升級的必要，所謂的變革，其實是一次又一次超越自我的挑戰。前英國首相邱吉爾

（Winston Churchill），被喻為二十世紀最重要的政治領袖之一，他的名言精準點出了改變的價值：「要提升價值就要改變；要達到完美就得經常改變。」（To improve is to change; to be perfect is to change often.）

以「臺北方法」（Taipei Method）在國際心臟醫學界享有盛名，並打造出全球頂尖心律不整治療團隊的陳適安，在接到徵詢之後，經過反覆長考，下定決心承擔起改造中榮的責任，並在二〇二一年一月正式接任中榮院長。

過去與中榮沒有特殊淵源的陳適安，看到了中榮面對的難題，也看到中榮人對於未來的憂慮，在決定接下這份責任的那一刻起，帶領中榮重返榮耀，就成為他堅定不移的使命。因為他知道，這份榮耀不只關乎中榮上千名員工的人生，更與中部地區數百萬民眾的健康息息相關。

## 帶領團隊打國際盃

在管理學中，變革管理的方法有不同分類，《哈佛商業評論》（*Harvard*

*Business Review*）曾在一篇報導中提到能力型變革（Masterful Change），認為在橫跨二十年的管理案例研究中，能力型變革被認為是最有可能成功領導變革的方法。

其中關鍵，就在於領導者具有清楚明確的方向，親自帶領組織一同前進，並投入大量時間心力，以精確的策略架構進行溝通，同時給予第一線執行者最大的空間與資源，讓他們準確執行策略、達成目標，並以此不斷產生組織持續變革的動能。在過程中，領導者傳達出的最重要訊息是：「我相信團隊可以和我一起解決問題。」

陳適安在中榮推動的改造，正與能力型變革凸顯的重點相符，他提出策略、給出資源、用行動落實策略、用結果證明方向，他要做的，就是打破原本組織中的「安穩模式」，轉而啟動火力全開的「變革模式」。

陳適安不只看到中榮的問題，同時也看到這個團隊的潛力。在一次採訪中，陳適安提到：「我相信中榮能夠更好，因為這裡有很優秀的團隊、有良好的基礎，我要帶大家走出去，我們不只是打地區盃，也不只是國家盃，而是要一起去打國際盃。」

## 勾勒變革的藍圖

新的領導者上任，通常是推動組織發動變革的最佳時機，許多人會用「新官上任三把火」來形容新領導者到任後積極採取的行動。

在領導者下達指令、啟動變革之前，要讓組織真正動起來，需要一個喚醒組織意識的過程，從原本只是接收外部力量的被動進步，轉化成為願意改變，甚至是自發挑戰改變的主動創新。

陳適安來到中榮發動的變革，不只是亮相過場的起手式，而是一套具備目標、策略、戰術、行動方案的完整計畫，將每一個細節、每一條路徑、每一項任務，鉅細靡遺的展示在團隊成員面前，所有人都能在其中找到自己的正確位置，以及在這場變革中必須承諾達成的使命。

他點燃的第一把火，是引路的火光，帶著所有人站到啟動的位置上，找到接下來要走的路；第二把火，是燃料，產生推動變革的能量，讓原本只是紙上談兵的規畫，成為能夠實際執行、運轉起來的機制；第三把火，則是厚積實力、創新永續的火種。

從這三把火出發，陳適安與中榮團隊，一筆一畫勾勒出中榮的變革工程藍圖，其中包含「賦能」、「升級」、「深化」、「永續」四個面向。每個策略的制定，都是針對當前問題與未來需求量身訂作，涵蓋了營運流程革新改造、醫療服務卓越化與創新化、深化研究能量與厚植人才養成，以及打造以病人與員工為中心的幸福醫院的永續工程。每個項目的落實，都是中榮超越自我、打造未來願景的穩固基石。

實現願景的過程，是集眾人之智的變革工程，而這其中必須要有可依循的原則，才能統合所有人腳步在節奏一致下前進。願景可以是一種信仰，但實現的過程，必須是科學的，必須實事求是。而「實事求是」，就是中榮實現未來願景的做法。

## 用「精準」與「紀律」訂作未來

陳適安剛到任不久，就在院務會議上明確告訴與會主管：「從現在開始，在中榮做任何事都要符合兩項原則：精準（Precise）與紀律（Discipline）。」每一項計畫、每一個流程，從設計到執行，都必須以精準與紀律為標準。

對中榮而言，在執行變革工程的過程中，不存在「一切打掉重練」的奢侈餘裕，而是必須「穿著衣服改衣服」。所謂「穿著衣服改衣服」，是許多組織進行改造轉型時會用的形容。有人說：「穿著衣服改衣服，才能改出最適合身形的款式。」這句話聽起來簡單，但實際上困難重重，試想，穿著需要修改的衣服，一邊朝目標快速奔跑，一邊還要拿著剪刀和針線準確修改到位，這難度該有多高？

但在中榮，團隊以精準與紀律為尺，每一項計畫、每個執行方法，都有精密準確的要求，就像裁製衣服，每一道裁剪與每一條縫線都必須毫釐不差。在改造過程中，每個細節都必須嚴謹確實，潦草馬虎過不了關，更沒有虛應故事的機會，因為標準只有一個：「既然要做，就要做到最好。」

從二〇二一到二〇二四年，一千多個日子，中榮經歷了一場讓人熱血沸騰的「有感變革」。

對於穩定多年的組織而言，啟動變革的信號必須足夠強烈有感，讓所有人從思考到行動，都能夠同步準備就緒。

中榮的變革信號即是明確而直接，從準時開會的基本原則，到承諾加薪就做好做滿，從小處到大事，令出必行，所有人都知道，「院長是認真的！」

陳適安在上任後隨即就明確宣示，設定「智慧醫療」、「精準醫療」、「再生醫療」、「尖端醫療」為四大策略主軸，再以「員工福利」、「空間環境」、「寬廣視野」、「敦親睦鄰」，「廣結善緣」、「積極任事」、「火力全開」做為驅動組織前進的七大工作任務，搭配精準的執行動作，要求每一項計畫都必須有明確的成果，每一個成果都在策略主軸與工作任務中產生效用，轉化為持續加速前進的動能。

更重要的是，這些成果所帶來的影響，讓中榮人非常有感，那是一種發自內心，重新對中榮、對團隊、對自己產生的認同感與榮譽感。

他們清楚知道，在這場變革中，沒有事不關己的局外人，沒有坐而論道的目標，更沒有不可能的任務，只有說了就會做到的承諾，宣布了就會執行到底的計畫，以及建議就會得到回應的反饋。從全院加薪、解決延後關診問題、降低急診滯留率、到員工出國參訪建議後落實全院執行的電子床頭卡等，都是如此。

## 熱血沸騰的有感變革

變革帶來的親身體驗是衝擊的，也是令人興奮的，更富含滿滿正能量。

能在三天內達成過去要幾個月才能完成的改造工作，中榮員工說：「經歷過之後，我們現在好像沒有什麼事是做不到的。」在參與醫療流程優化後，有員工感觸良深的說：「我們現在不像是公務員了，因為以前連想都不敢想的事，現在都有可能去做。」許多過去沒有機會接觸國際一流大學與醫療機構的中榮人，在幾次出國參訪後的分享都會提到：「格局放大了之後，鬥志完全被點燃！」還有更多人是在日常中，不斷被無所不在的改變所感動：「有時候走在醫院裡，就會有一種幸福感。」

這些都是中榮人的心聲，讓他們感到驕傲的，是自己參與其中的貢獻，更是身為中榮團隊的歸屬感與榮譽感。

在持續進行的有感變革中，中榮團隊與陳適安站在一起，目光看出去的，是一樣的風景、一樣的未來，也因為一起站上了更高之處，看得更遠更廣。對於中榮上下而言，未來醫療已經不是遠不可及的夢想，而是火力全開加速前進的願景，一條通往未來醫療的寬廣大路，已經在中榮面前鋪展開來。

# 第1部

# 啟動——精準定位

二〇一六年《遠見》雜誌的一篇報導，談到陳適安對於心律不整研究的突破，其中有一段敘述是這樣的：

陳適安憑著研究基礎，在藥物治療外，開始使用電燒術。每次手術，他要一邊治療，一邊透過立體定位系統，從電氣波形、訊號形狀、出現頻率，精確找到異常放電的心肌組織，再行燒灼。「這需要專注力和耐力。」陳適安分析自己的特質。由於電燒術要花三到八小時，愈早找到病灶位置，愈有利於病情復元，因此，他要和時間賽跑。

精準定位異常放電的心肌組織，再以多年累積的熟練電燒方法進行手術，這是陳適安享譽國際的「臺北方法」的精髓所在。但要做到正確定位，需要針對許多指標深入研究，才能找到判斷的依據，而且必須在有限時間內找到位置，採取行動。

就像陳適安在臺中榮總推動變革的起手式一樣，從做足功課理解問題表象下的本質、打開各種舊有限制，到直接進入深水區解決問題，他清楚知道這是一場與時間賽跑的比賽，輸贏的代價不是個人，而是臺灣中部醫療水準能否更上層樓的關鍵，更是臺灣未來醫療發展能否跟上國際腳步的機會。

自二〇二一年起，在中榮這場有感變革中，涵蓋營運流程、醫療服務、醫學研究、產業合作、國際交流、人才培育、員工福利、組織文化、社會責任等不同面向，以打造中榮成為國際級醫學中心為終極目標，陳適安帶領團隊經歷了不同階段，從賦能、升級、深化、永續的角度出發，要讓中榮脫胎換骨，以站穩前四大醫學中心的國家隊為起點，往國際級一流醫學中心大步邁進。

站在變革啟動的起點，陳適安向所有人宣示的目標，是他向團隊展示的未來，也是對團隊的承諾。他知道這不是一件簡單的事，要與中榮團隊共同達成目標，必須要有共通的信念、相同的態度、一致的步伐。

也因此，如同他在心律不整手術中施展過無數次熟練精準的手法，他快速定位出過去多年來持續影響、甚至是阻礙中榮進步的「病灶」，俐落明快的將那些陳年舊習連根拔除，再植入「精準」、「紀律」、「當責」的關鍵原則，補平組織運作效率不彰的缺口。

陳適安認為，「大家都知道該做的事，卻一直做不到，就不能只當成是無法突破的困難，而是以正向態度，將它視為必須改正的問題。」

# 第1章

# 一條加速上升的陡坡路

**在變革的初始階段，**
**啟動的力量必須具有足夠強度，**
**才能一鼓作氣把組織推上加速前進的軌道。**

創立於一九八二年的臺中榮總，是當時臺灣中部第一家可提供豐沛醫療資源的國家級醫療機構，網羅了來自臺北榮民總醫院、三軍總醫院、國防醫學院等單位的資深醫療團隊，從臨床到教學，多年以來，逐步積累出深厚的根底。

做為中部唯一的國家級醫學中心，中榮的確具有可以傲視同儕的條件。「追求卓越的醫療、教學、研究，以增進榮民、一般民眾，以及全人類的健康。」這是中榮的使命。而在這簡單素樸的文字背後，是四十多年日夜不歇的堅持實踐。

在中榮網站上，有一段對未來發展願景的描述：「面對當前國家醫療衛生政策更迭與醫療競爭環境嚴峻，我們須知『過去成就之光環，不必然是未來成功的保證』，唯一不變的是我們追求卓越的決心，固若磐石。」「追求卓越的決心，固若磐石。」這是中榮團隊對自我的期許，也是長期以來對臺灣醫療發展的承諾。

在這裡，擁有多年醫療服務資歷的員工不在少數，許多人更一待就是三十多年。他們之所以選擇中榮，除了地緣關係，更多是因為認同它領先其他醫療機構的專業水準。

但不論是醫療技術、醫學研究、政策法規甚至是競爭態勢，在研究發明、技術創新、營運模式等多種不同因素交互影響下，如今中榮要面對的，是更為複雜的動態變化。

因此，要達到「卓越」，中榮不只需要領先，更需要超越，而且是必須跳脫既有格局的自我超越。

## 讓舊能量與新資源交融

一個組織需要改變時，許多人都能感覺得到，但再多的感覺起不了作用，不會轉化為行動，更不會產生效果。特別是在變革初始，啟動的力量必須具有足夠強度，才能一鼓作氣把組織推上加速改變的軌道。

而在中榮，這一波啟動變革的力道，來自於一套經過細緻思考的計畫，從目標、策略、行動計畫，每一個步驟都與變革工程的核心要素緊密結合。

就像一部層次感豐富的樂曲，以氣勢磅礡的序曲開頭，揭示未來的目標，為全篇定下震撼人心的基調；緊隨在後的，是一段充滿動態線條感的弦樂，牽引聽眾探索未來的可能性；隨著樂章推進，讓不同樂器相互對話，進到更深入的細節描繪處，節奏與調性開始複雜多變，融合出更大的探索空間，激發出不同旋律、音調交疊的活力，進一步豐富整篇樂章的音樂結構與情感深度；最終，則是再次強調銅管與弦樂的激昂氣勢，讓作品的思想主題躍然而生，留下深刻印記。

在二〇二一年接任中榮院長的陳適安，對於如何帶領這家醫院走出新的道路，有著縝密的思考。

他認為，在中榮推動變革，重點不只在於改變過去的做法，而是賦予新的目標，用新的策略引導，搭配確實執行的紀律，讓累積四十年的能量迸發，與新引進的資源銜接整合。

在成為國際級醫學中心的明確目標下，陳適安為中榮團隊規劃的是一條上坡路，而且是一段需要持續加速才能征服的陡坡。他知道，中榮的實力遠不止於此，對臺灣醫療發展的責任也不只如此。

## 用未來醫療打造明天

在設定目標的同時，陳適安也規劃出攻克目標的策略。

選擇未來醫療做為中榮追求卓越、超越自我的目標，是來自陳適安的眼光。在臨床、教學、研究上，擁有超過三十年深厚經驗的他，不只看到臺灣醫療的需要，更洞見全球未來醫療服務的走向。他知道，未來醫療將是中榮彎道超車的機會。

放眼全球未來醫療的發展趨勢，陳適安為中榮畫出了一張路線圖，這其中綜合了中榮能力指標所選出的強項領域，也包含中榮必須加快腳步做大做強的關鍵領域。

陳適安不只一次在採訪中提到：「中榮擁有全臺灣最強的醫院資訊系統，這就是實現未來醫療的最好基礎。」資訊系統是發展未來醫療的重點能力，而中榮不但是全臺第一家實施電子病歷資訊系統的醫院，資訊化程度更領先其他醫療機構，在需要有強大資訊系統基礎做為後盾的智慧醫療中，中榮確實具有獨特的發展優勢。

在發展尖端醫療的腳步上，中榮也是臺灣最早將達文西機械手臂常規運用於臨床醫療服務的醫院。在持續領先的基礎上，陳適安與中榮團隊的目標

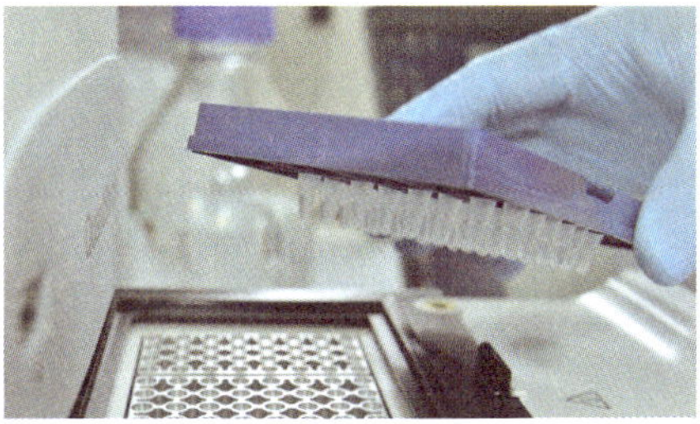

再生醫療是未來醫療不可缺的一塊拼圖，
也是中榮的四大策略主軸之一，
緊盯全球研究趨勢外，也不斷提升實力，
希望在此領域中後發先至。

就不只是在臺灣領先，而是跨出臺灣，躋身國際級領先團隊的一員。

在近十年逐漸受到矚目的精準醫學，中榮則是在二〇一六年就有所著墨，累積近十萬筆的基因資料庫數據，可以成為中榮進一步深化精準醫學研究與臨床治療發展的基礎。

至於已在全球醫界蔚為風潮的再生醫療，是未來醫療不可缺少的一塊拼圖。儘管中榮才剛起步，但就如同所有科學發展初期的狀況一樣，因為還有太多研究正在進行，隨時出現的新發現都可能改變科學發展的方向，這讓中榮有機會取得後進者優勢，一方面緊盯全球研究趨勢，一方面提升自身實力，在再生醫學領域發展中後發先至。

正因如此，陳適安在評估後，決定以智慧醫療、尖端醫療、精準醫療、再生醫療，做為中榮發展的四大策略主軸。這是全球未來醫療的趨勢重點，也是所有國際頂尖醫學中心競速前進的方向，中榮必須加快腳步、迎頭趕上。

陳適安為中榮定下的目標是：「站穩臺灣前四大醫學中心地位，躋身國際級醫學中心。」

在他心中，這場變革，不只是為了中榮，更是為了臺灣；成為臺灣發展未來醫療的關鍵力量，是中榮做為國家級醫學中心的責任。

# 第2章

# 理解過去，找到改革的支點

**想落實策略，必須梳理出組織經歷的過程，**
**了解當時不採取行動的原因，**
**也能清楚組織與員工正在遭遇的挑戰。**

如同陳適安所說，「在臺中榮總推動的變革，是要穿著衣服改衣服」，因此自然必須了解：哪裡脫了線需要縫補？哪裡不合身？又有哪裡未來會變得不合身？

很快的，陳適安就發現了第一個看似不大、卻十分關鍵的問題。在他上任後的第一次院務會議上，居然有十位部主任級的一級主管嚴重遲到。

中榮的院務會議是行之有年的每月例行性會議，每一位主管都應該清楚知道準時出席的必要性，陳適安回憶，他當時就請教現場的幾位主管：「你們認為開會準時是嚴格的要求？又或者是基本態度？」所有主管都回答說是基本態度。

陳適安認為，這代表大家都知道遲到是不該有的態度，但卻還是有人做不到準時，這就是必須了解根本問題所在，而且需要去解決的問題。團隊不是不知道什麼該做、什麼不該做，但因為沒有正確的態度，讓成員之間的動作無法統一、組織運作效率也無法提升。

因此，在第二次院務會議上，陳適安向所有主管宣布：「從現在開始，我們就以精準與紀律做為準則，事不分大小，從規劃到執行都要以精準與紀律為標準，再加上每一個人都要明確認知自身工作責任的當責意識

（Accountability），這是中榮團隊每個人都要具備的態度。」

遲到，是許多人經驗中再普通不過的事，但在中榮，準時不是要求，而是基本態度。

陳適安說：「有次我和李政鴻副院長討論看診時間的問題，他也說，醫師準時到診是最基本的態度。病人為了要來看診，可能提早好幾週就掛號，看診當天一早就得出門來醫院，我們不能因為其他因素，影響對病人的承諾。」

在中榮，許多看起來是小事的問題，其實都反映出組織是否具備執行變革的能量，從公文上的錯字、到院內戶外空間的雜草都是如此。而陳適安一到中榮就立刻警覺到，這些問題背後的成因，都是中榮必須改變之處。

陳適安說：「一開始我也會改公文裡的錯別字，因為細節的精進，攸關一個組織的態度改變。」

看到基層同仁的工作需要改進，陳適安不會直接指導，而是找部主任以上的一級主管，「我對一級主管非常要求，因為只有這些主管的態度對了，他們帶領的團隊也才可能會有正確的態度。」

## 找出問題的成因

而為了要更理解潛藏在中榮過去的問題成因，陳適安上任後，透過不同形式，逐一爬梳出中榮的過去與未來。

在中榮院部辦公室裡有一大排櫃子，裝著多年來醫院每個月院會與每週晨會的相關資料，一疊又一疊的紙上，寫著中榮營運的挑戰，也寫滿中榮長期的付出與成果。

「我花了半年時間，從第一櫃看到最後一櫃，」陳適安說自己是一邊看、一邊想、一邊做。雖然目標已然設定，智慧醫療、尖端醫療、精準醫療、再生醫療四大策略方向也已確立，但想將策略落實在員工身上，就必須梳理出組織經歷的過程，了解當時不採取行動的原因，也清楚組織與員工正在遭遇的問題。

除了閱讀書面資料，陳適安也與不同部門的同仁談話，了解更多醫院運作的細節問題。

## 認真看待每一個回饋

陳適安回憶，在正式接任前，他先去了一趟中榮，除了與當時的院長許惠恒討論交接外，也請每位一級主管交一頁Ａ４報告，說明各單位的狀況，「但我讀完這些報告，其實還是滿頭霧水。」

因此，上任第一年，除了院務會議與主管會議外，他盡力走遍每一個部科與科室，與每位他能接觸到的員工交流，包括主治醫師座談會、住院醫師午餐會、醫事人員午餐會、行政人員午餐會……。除此之外，陳適安還請祕書安排全院級別的慶生會，每個月抽出當月生日的三十多位壽星，與他們共進午餐。

過去的工作生涯中，陳適安經常因為手術、會議或管理工作的關係，直接跳過午餐。但擔任院長的第一年，他擁有了最規律的午餐時光，因為，每一頓午餐都是深入了解醫院的機會。

陳適安很喜歡參加同仁的慶生會午餐，也用心安排聚會內容。

除了大家好好吃一頓飯、合照之外，他會特別準備押花卡片，送給每一個來參加的壽星。

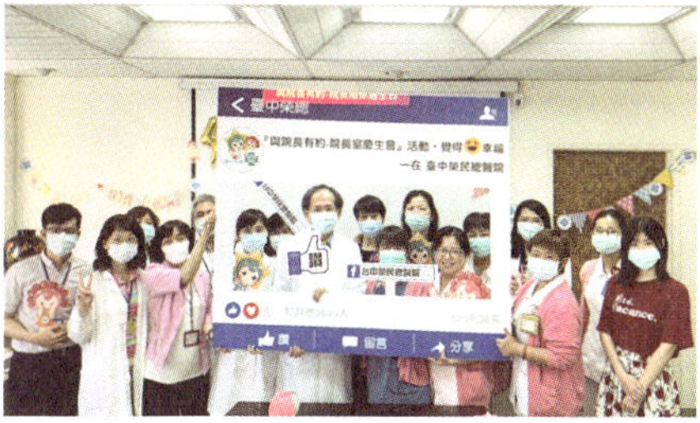


每個月舉行輕鬆溫馨的慶生會活動，
與壽星共進午餐，
也是陳適安深入了解醫院、
與院內同仁交流的一個好機會。

然後，他請大家談談對醫院的意見，並請當天現場最年輕的壽星記錄。

「今天就拜託你幫大哥大姐們服務，把大家的建議記下來，如果有人不好意思現在說，你留一下聯絡方法，請他們之後再告訴你。」

相較於其他面對面的機會，陳適安覺得這樣的場合更自然，也能夠接觸到更多不同職務的同仁，「他們每一個人的意見，對醫院都很重要。」

午餐會的成員還有年輕的總醫師、住院醫師，每一次都有來自不同科別的十位醫師參加。陳適安說：「他們可以分享對未來醫療發展的看法、對中榮教學的意見、想學習什麼樣的技術與領域，這些對我都是非常寶貴的資訊。」

無論哪一種形式的午餐會，陳適安與參加者的話題都不只是工作內容，從同仁上下班的通勤困擾、科室裡今年有幾位新手奶爸，到最近與病人家屬互動的故事等，點點滴滴，他都放在心上。

一年下來，與陳適安面對面談話、用餐的員工，有上千人次。

透過與同仁的互動，陳適安希望了解許多現象下的本質性問題，他認為，這些問題是影響中榮後續能否確實執行策略、達成目標的關鍵。

## 改正現象，也改變本質

陳適安上任的第一週，約見一級主管了解各部門的情形。溝通過程中，他詫異的發現，超過半數的主管，都對興建第三醫療大樓持反對意見。

實際上，中榮已經超過二十年沒有新增病床，全院病床數一直維持在一千六百多床上下。使用空間不足，直接影響醫療服務項目擴充與流程改造的發展，興建第三醫療大樓將可以解決這些問題，應該是利大於弊。

但細問之下，陳適安發現，這些主管並不是不了解第三醫療大樓對醫院發展的重要性，而是擔心如果把資金用於興建新大樓，就更不可能幫員工加薪。在此之前，中榮已經超過十年沒有調薪。

仔細看過營運報告後，陳適安發現醫院一直都有盈利，長達十年沒有合理調整薪資，其實是不同思維的結果。在開源與節流兩條路中，過去的中榮選擇了節流多於開源，限制了收入的成長，員工薪資無法適度調增的原因也在此。

看到了問題的主因，陳適安判斷，合理的薪資調整對於啟動變革是必要之務，所謂「三軍未動，糧草先行」，就是這個道理。但同時必須雙管齊下，擴大服務量能、增加醫院收入，讓薪資調整不但合理化，還要常態化、持續化，這不只是改正現象，更要改變本質。

也因此，他上任第一個月就重新檢討、改變薪資獎金制度。新的制度，不只是數字的調整，而是與中榮未來發展所需要的條件結合，例如鼓勵同仁取得教職、投入研究，以及提高多類職務薪資點值等。另外，同時優化流程，再搭配取消醫療服務獎金上限，例如讓門診或手術量超過規定比率的同仁，也能獲得相對等的報酬等，從不同層面擴大服務量能。

透過理解問題本質找到啟動變革的支點，類似這樣的例子，在陳適安領導中榮這幾年的過程中比比皆是，也成為在組織內不斷傳播的信號，讓所有人都更清楚的接收到，為持續推進的變革做更好的準備。

## 組織的改造需要不斷強化共識

即使如今中榮在許多方面已大不相同，但直到現在，陳適安仍會仔細檢視院內項目從規劃到執行，是否符合「精準」、「紀律」、「當責」的準則。他知道，組織的改造不會是一日之功，就如同他發現那些過去的問題，也是冰凍三尺、非一日之寒一樣。

有一次，陳適安注意到一份出國參加國際會議暨參訪計畫書上的行程表，原本行程最後一天是安排參加半天的學術會議後，從會場直接去機場搭機返臺，但計畫書中卻寫著，「由於最後一天僅能參與上午研討會議場次，但全團十人仍須繳付全日全額研討會費用，合計約一千美元，基於有效運用資源、節省預算，決定全團不參加最後一天的研討會。」

陳適安說，自己看到這份申請書的反應是「訝異」。因為，過去幾年中榮持續推動鼓勵國內外參訪交流，全院上下都很清楚，參加國際會議暨參訪交流是必要的投資，也是中榮願意投注資源支持的重點項目，但即使如此，還是有同仁為了替醫院省一千美元，而放棄讓十個優秀同仁參加國際研討會學習交流的機會。

「我沒有生氣，只是在申請書上批示了一句話：『請解釋，飛到歐洲那麼遠的地方，十位同仁總共一千美元的花費，對醫院很困難嗎？』我會訝異，是因為這不是單一事件，也讓我更深刻的理解，組織裡的文化與做事態度要改變，真的需要非常大的力量，而且需要非常嚴謹的制度規範類似這樣的疏漏，這就是為何我們一直不斷強調精準、紀律、當責的原因，」陳適安說。

他的擔心並不是沒有道理，如果沒有注意到行程表上最後一天的空白，就可能會讓其他同仁以為「幫醫院省錢」是被認同鼓勵的做法，只要再多幾次同樣狀況，這三年多好不容易培養出的氛圍就會受到影響。

陳適安說：「為了提醒大家，我會分享例子給院內同仁，用實例討論來強化大家對精準、紀律、當責的共識。」

對陳適安而言，之所以不斷強調「精準、紀律、當責」的重要性，是因為變革不是一次性的程序，而是連續性的過程，他在中榮所推動的變革，是希望能夠培養出不斷演化進步的組織文化，當新的挑戰出現，隨時有能力準備好啟動新的變革。

# 第3章

# 打開限制，打開資源，打開眼界

**取消數據評比方式，腳踏實地的聚焦在目標上，**
**讓增加的資源有效成為一股活水，**
**一起成長並眺望更寬廣的未來。**

在臺中榮總每個月一次的院務會議上，各部科報告的內容包含了許多以數字為導向的達成率與進度，例如論文發表數量、年度目標達成進度等。在連續主持兩次院務會議之後，陳適安發現，儘管各部科報告的內容看起來非常豐富，但那些數字背後的實際狀況，不一定能與醫院未來發展產生正向的連結。

以論文發表數量的指標來說，報告中只看得到每個部科設定的發表數量，卻沒有進一步分析主題領域。表面上看來，各部科似乎持續產生許多論文，實際上卻缺乏系統性、方向性的資源統整，忽略了研究量能與研究方向必須與策略主軸緊密連動，才能產生效益。

## 取消ＫＰＩ，聚焦落實四大策略

因此，在上任後的第二次院務會議上，陳適安當場宣布取消原本的ＫＰＩ制度。

他告訴所有主管：「從下個月開始，開會請針對智慧醫療、尖端醫療、精準醫療、再生醫療四項策略主軸，列出今年度要做的項目、要做到什麼程度、需要哪些資源等，大家一起來檢視這些項目的進展。」

會議結束後，每一位與會主管都收到一份表格，上面條列了會議上提到的重點，做為之後院會報告的內容提示，希望各部門依據業務特性與服務需求，針對智慧醫療、尖端醫療、精準醫療、再生醫療四項策略，思考如何在臨床、教學、研究的面向提升水準。

提起當時決定取消中榮行之有年的ＫＰＩ制度，陳適安直爽的說：「我不喜歡造假，也不願意看到同仁被制度逼著要去造假，而要破除這樣的風氣，最好的方法就是直接廢除不合適的制度，鼓勵同仁做對的事。」

「取消ＫＰＩ」的這個決定，在許多組織看起來不可思議，卻是打開中榮變革活力的關鍵。

陳適安的觀念是，與其所有人一起迷失在每個月浮沉不定的數字中，中榮需要的是更腳踏實地的進展，在目標明確、方向統一、落實執行的正向循環中，逐步建立團隊的自信與動力。

身為領導經驗豐富的高手，陳適安的組織改造標準作業流程第一條鐵律就是：「讓大家看見未來的希望，知道現在做的事是對的方向。」取消KPI制度的意義，也在於此。

畢竟，在擬定新發展主軸的同時，卻又要求各部門繼續按照過去的評比標準做事，顯然是自相矛盾。因此，陳適安打開數據評比限制，為團隊提供更大的探索空間，探索智慧醫療、尖端醫療、精準醫療、再生醫療四大主軸

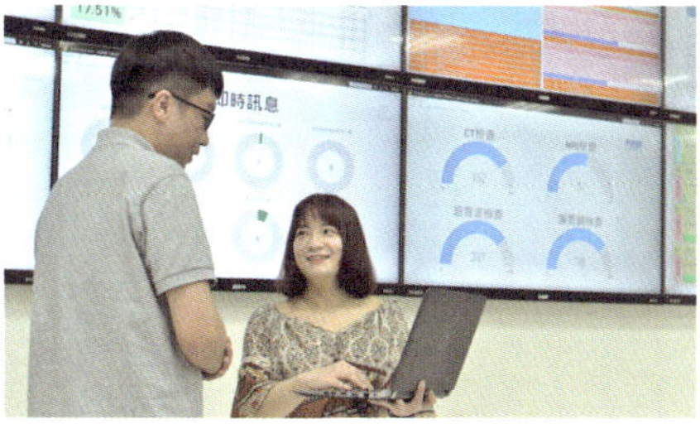


中榮以智慧醫療、尖端醫療、
精準醫療、再生醫療為主軸，
致力在臨床、教學、研究面向提升水準。

的發展機會。

## 你需要什麼？我可以幫忙什麼？

而在打開限制之後，也要打開資源的活水。

許多中榮主管談到與陳適安共事的經驗，幾乎都會提到：「每次和院長見面或被交辦任務，院長一定會問我們需要什麼資源、需要什麼幫忙。」

陳適安認為，資源就定位是很重要的事，沒有資源就要去找，而不是在原地等待，「我總是不斷詢問大家，請他們告訴我缺少什麼，不要等到事情無法完成，才說是因為缺少資源。」

「你需要什麼？我可以幫忙什麼？」這兩句話，陳適安幾乎每天都會說，除了提供資源、解決問題，他也要讓一起工作的同仁知道，做任何事，都要想好如何安排資源、尋找資源、運用資源。

而對中榮的員工而言，院長就是他們的資源。有一位主管說：「院長其實是在用不同的方法訓練我們，從用什麼工具做、去哪裡找人合作，到該從什麼角度去思考資源整合的方向等。」

曾經有一個部科規劃送同仁出國研習新的治療方案，而為了讓同仁能夠在國際機構把握有限的時間、發揮最高學習效率，希望先在臺灣找到曾經學過這套方案的醫院進行交流。當時負責這項計畫的主管說：「我其實透過關係找到臺北榮總團隊，希望先送同仁去訓練一段時間，正式聯絡時才發現，院長已經早我們一步，幫我們都安排好了。」

又有一次，某個部科向陳適安報告與美國史丹佛大學合作的提案計畫，提到雙方在溝通上一直有困難，對於是否與中榮合作，對方始終沒有明確表態。陳適安得知後說：「你們應該早點告訴我，我有一個朋友是這個單位研究計畫的主要贊助者，我來幫你們聯絡。」也就在陳適安的安排下，這項合作案終於得以順利啟動。

在陳適安上任的當年年底，中榮成立了放射免疫實驗室，對於許多醫院而言，這並不是一個可以帶來顯著收入的項目，但對於許多罕見疾病患者來說，卻是至關重要。有些罕見疾病的檢測項目，目前一般檢驗無法更有效率進行診斷，透過放射免疫檢測，可以更快做出診斷，及時提供需要的治療。

事實上，中榮核醫科很早就希望能夠成立放射免疫實驗室，但之前因為醫院整體投資考量等問題而不敢貿然提出。在陳適安上任後，有次在與核醫科主管談到未來發展計畫時，對於核醫科提出放射免疫分析實驗室與正子磁振造影機等項目，陳適安認為，這些設備雖然都需要大筆資金投入，但不論是對病人服務的完整性或是配合國際醫療趨勢發展，中榮應該要能夠積極提供這些服務項目。因此，陳適安當下要求核醫科進行規劃，並積極協助籌集資金，逐一完成包含放射免疫實驗室與正子磁振造影機等設備投資。

「院長對於著眼於未來性的醫療項目投資都非常支持，他的遠見不僅限於既有設備的汰舊換新，而是更長遠的發展，」中榮核醫科主任蔡世傳說：「以正子磁振造影機的投資來看，全臺灣原本只有四台設備，而且都集中在北部，院長就是看到這一點，願意全力支持。一開始我跟院長說這可以放入未來規劃，院長當場說，這不是未來式，而是現在就要做的投資。」

儘管盡全力為中榮打開資源、注入新的動能，但陳適安對於如何斟酌平衡資源配置，卻很務實理性。他清楚知道每個組織都有資源的限制，讓資源有效配置更是成功的關鍵，如果因為資源配置缺乏效率而導致失敗，就不是方向的錯誤，而是執行力的問題。所以，當同仁告訴陳適安需要什麼資源時，他會評估，「如果可以找到資源，我們就全力幫忙，但如果確實有無法克服的限制，我們也能調整計畫的優先順序，不至於浪費時間空轉。」

## 讓團隊的眼界提升到同一水平

在中榮變革的啟動階段，還有一個被打開的重要關鍵，就是所有人的眼界，或者應該更明確的說，是打開整個醫院的世界觀。

過去中榮雖然也有出國進修參訪的制度，但每年的經費、名額都很有限，只能靠出國的同仁回國後分享，讓其他人也能了解國際研究發展的動態。

但陳適安為中榮規劃的目標，是要成為國際級醫學中心，在這個目標下，不能只靠團隊閉門造車。最有效率的方法，是讓更多人到全球頂尖的大學與醫療機構去參觀，打開眼界，也從別人的做法與成果中得到啟發。

過去，一般醫療機構的出國參訪機會，多半以醫療人員為主，但陳適安領導下的中榮沒有這樣的限制。因為中榮要達成的目標，不只是醫療服務的創新突破，更包括醫院軟硬體、流程制度、文化思維的升級再造，這其中，需要不同部門共同參與。

在變革工程推進的過程中，需要大量的溝通、協調，如果團隊的眼界不在同一個水平上，許多執行細節就可能出錯，更不要說，因為缺乏對目標的共同理解，反而造成彼此誤會，進而拖慢推進速度。

陳適安帶著中榮同仁到過去很少去學習或參訪的地方，包括美國國家衛生研究院（NIH）、麻省理工學院（MIT）、哈佛大學等一流學術機構，以及世界各地頂尖的醫療機構，讓同仁感受深刻。就有一位多次參與海外行程的行政單位主管坦言：「說實話，一開始院長跟我們說要執行什麼任務，我們常常不懂其中的道理，更不知道該怎麼做，直到去國外參訪，看到其他機構的思考模式與臨床落實，我們才了解院長的想法。」

如今，美國國家衛生研究院、麻省理工學院、哈佛大學教學醫院、梅約診所、史丹佛大學教學醫院、約翰霍普金斯大學教學醫院等，都與中榮有很密切的連結與互動。

## 建立學習型組織的環境

除了透過出國交流參訪打開團隊眼界外，陳適安也積極推動建立學習型組織的環境，提供豐沛的學習資源，在整體組織變革的過程中，也帶動團隊的策略思考與領導能力向上提升。

中榮傳統醫學部主任蔡嘉一說：「院長除了設定目標，告訴所有人接下來要往哪裡前進之外，更積極建立學習型組織的環境。因為在推動變革時，組織會有許多與過去不同的做法，必須要針對這些改變的理由與方法進行溝通，在組織內部建立起共識，才不會像在開車時因為急轉彎加速，讓大家東倒西歪一樣。」

而為了讓參與決策、驅動組織變革的一、二級主管們能夠更快進入狀況，不僅陳適安會持續分享許多變革管理的案例與主管們共同討論，主管們也會經常在內部群組中，分享交流臨床醫療與教學研究的相關資訊。從過去幾年中榮主管群組中分享的變革案例與管理觀點文章，可以發現不論是對於創新價值的思考，又或者是從奧運比賽中看團隊領導等，都與當時中榮正在推動的組織變革策略有關。

蔡嘉一說：「不論是《遠見》、《天下》、《商業周刊》或是《EMBA雜誌》，都有許多很值得我們參考的案例內容與心法闡述。透過每個月至少兩篇的最新文章分享，可以讓主管們在管理思維上更加即時同步。」

透過分享這些即時對應院內變革行動的案例資訊，讓中榮團隊能夠針對當下遭遇的問題討論，對照案例中看到的經驗與專家提出的觀點意見，進一步在團隊內腦力激盪，發展出適合中榮的解決方案。長期累積下來，不但有助於提升推動變革執行的效率，更逐步內化成為中榮的集體智慧。

## 導入系統化的進修課程

除了案例研究與媒體報導資訊的分享以外，陳適安更透過導入系統化的進修課程，進一步深化中榮的學習型組織架構。

一開始，先是與中興大學EMBA學程合作，連續開設兩期課程，為合計五十位一、二級主管提供包含組織管理、策略規劃、領導思維等相關課程。醫務企劃組組長賴苑惠，負責籌辦規劃中榮主管管理職能訓練課程，她說：「與中興大學EMBA學程合作的課程內容，較偏向理論與技術性的知識，偏重管理者的職能。在這個階段結束之後，院長認為要讓團隊更上層樓，培養具有國際觀的發展策略規劃能力，進而因應未來組織的擴充發展需求，培育出具有領導力特質的人才，就需要調整主管管理訓練課程的內容，從全球政治、經濟、社會等不同的角度切入。」

根據陳適安所提出的方向，特邀請臺灣大學國際企業研究所名譽教授陳厚銘，為主管管理訓練課程規劃內容，賴苑惠說：「陳厚銘教授為我們規劃的這一期課程，我們稱為『臺中榮總CEO政經講座』，邀請到許多領域的頂尖學者專家擔任講師，從課程內容的深度與廣度來看，可說是全面升級的二・〇版本。」

這個「二・〇」版本的主管管理訓練課程，共計十七堂課，在一開始開放自由登記時，原本很擔心主管們的報名意願不強，但沒想到，許多主管對於涵蓋全球政治經濟等跨領域議題的課程，不但接受度很高，有些課程更是在一開放登記之後很快就滿額。全院合計約二百二十位的一、二級主管中，超過六成的主管都參與其中，就連有些因為週六有其他會議而無法報名的主管，在行程突然出現空檔時，也會直接參與，把握學習的機會。

而這一切煞費苦心的安排，就是為了打開中榮團隊的眼界，舉目遠眺想像中榮未來的樣貌，低頭落實銜接未來的計畫步驟。

# 第4章

# 從深水區開始調校

**心態思維的調整修正，會隨著變革的推動，一次又一次在團隊中發生作用，逐漸深化成為組織文化。**

強而有力的變革啟動信號可以有很多種型態，其中共通的特點就是：明確有感、快速有效。而根據陳適安的定義，「新上任的主管如果不能在三到六個月內立刻讓人看到改革效果，之後的改變就很難繼續推行。」

陳適安啟動臺中榮總變革的節奏，也是如此。

第一個月，他宣布改變全院的薪資結構，前三年的整體加薪幅度將近一八％；第三個月，要求解決急診滯留率居高不下的問題，第二年的年底，中榮急診滯留率由全國倒數第一，成為全國表現第一；第六個月，決心破除門診拖診到半夜的陋習，執行三個月後，醫院再也沒有拖診到凌晨的狀況，所有門診都在規定時間內結束。

## 展現改革的決心

觀察陳適安的領導風格，有主管表示，「院長許多改革都是從深水區下手，這其中，有些是過去長期難解的問題，有些是之前推動過改革，但只做了開頭就做不下去。」

以前做不到，為什麼現在可以做到？這位主管認為：「這是借力使力的結果。因為院長讓大家知道，他不只是說說，而是真的要執行到底。」

陳適安說：「我剛到中榮時看到一些問題，有同仁告訴我，這些問題已經說要改很久了，但因為推動不了，搞到最後大家談起來就只能嘆氣，但在我看來很多是態度問題，講白了，就是想不想做的差別而已。」

事實上，這些所謂「以前做不到」的事，有些是技術性問題，更多是心態思維的問題，牽涉到願不願意改變過去的習慣，用新方法做事。當組織重新設定目標，許多準則及組織的風氣、做事的習慣都需要改變，這當中必然會經歷調整與校準的過程。

任何改變都會引發組織內人員的反應，不論是直接激烈的反彈或者是消極的不配合，都可能會拖慢變革的速度，甚至造成失敗。

陳適安說：「面對改變，同仁有反彈或疑慮是可以理解的，所以主管必須知道如何去溝通處理。在中榮，不只是一級主管或二級主管，而是包括我在內，都是用最大誠意在與同仁溝通，讓他們了解改變的必要。」

上任初期，陳適安推動的多項流程改造過程中，都可以看到他站在第一線與同仁說明，以及表達推行變革的決心。

「遇到不配合的狀況，我和主管們會盡量去溝通，大部分都會有好的結果，但不可否認，確實也有堅持不配合的情形，但我們不會讓這成為變革無法推動的障礙，」陳適安常跟承辦同仁說，如果有什麼困難，請有問題的人找他，他請對方喝咖啡，「我不會正面衝突，但也不會迴避，目標很清楚，該做的事就要做。」

## 以成果吸引更多人加入

一般來說，任何變革推出時，一開始，可能只有一小部分人志同道合，相對的，也一定有一小部分人因為抗拒改變而反對，其他的大部分人不會主動表態，而是在等待哪一邊從少數變成相對多數。這就像一場拔河比賽，人多的那一邊決定了方向。

但當組織前期推行的改革已有明顯成功，過程中展現的改革決心及配套資源，都會促使原本不表態的人改變立場。因為他們看到了希望，與其成為變革過程的邊緣人，更正確的做法是讓自己成為推動變革的力量。

而陳適安在上任之後的六個月內，連續出手突破了幾項長期在中榮懸而難解的問題，這樣的力道，足以讓所有人看見他的決心，也足以說服更多人加入這場變革。

## 讓當責落實於執行環節中

這些改革中，除了提升流程、制度的運作效率，更重要的是改變心態與風氣。因為心態思維的調校，會隨著變革的推動，一次又一次在組織中發生作用，逐漸深化成為新的組織文化。

舉例而言，「當責」是陳適安積極推動的核心價值之一。從小處到大處，他希望看到的是組織既有的核心價值：愛心、品質、創新，都能透過落實當責思維，在各個環節中更精準的發生作用。

很多人都有在醫院排隊批價領藥的經驗，通常愈接近中午時段，排隊的人潮愈多，原因不是大部分病人都在那時看完診去批價領藥，而是醫院員工要午休，服務窗口變少，排隊的人龍就長了。

陳適安剛到中榮時，注意到上午十點半到下午一點是批價領藥處人潮最多的時間，因此，他特別請相關單位主管在這時段增開窗口，減少病人等待

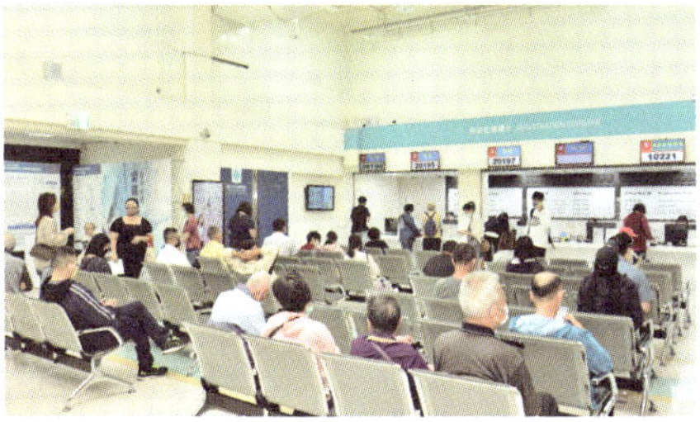

每個執行環節必須落實當責，
在中榮成為風氣，
過去每接近中午時刻，
批價領藥處總是大排長龍的問題，
就被妥當改善。

的時間。

有一天中午，陳適安經過批價領藥處，發現有幾個窗口居然關閉，導致等候人潮蔓延到大廳。他立刻打電話給負責的主管：「上次請你在中午多開窗口服務病人，有執行嗎？我剛剛經過，發現還是很多人在排隊。」

電話那一頭的主管立刻回覆：「有，我們多開了兩個窗口，可能今天病人比較多，所以排隊的人也多。」

陳適安不動聲色，十分鐘後再來，發現還是很多人，立刻再打電話給那位主管：「我現在就在領藥處，請你出來看一下。」

這位主管一到現場，才發現不但需要加開的窗口沒有開，連原本應該正常營運的窗口都關閉。他立即確認狀況後才發現，有同仁應該在十一點半前結束用餐和休息，卻逕自在十一點半關閉窗口去午休；有人因為請假找人代理，代理人卻沒出現。

類似這樣當班不當責的狀況，就是陳適安出手強化管理的時刻。

「我後來特別去看了幾次。在糾正兩次之後，同仁就了解我要求的不只是流程要合理，更重要的是，每一個執行環節都必須落實當責，才符合中榮的標準。」

在中榮，每一次調校都是學習，都要能精實訓練出組織運作的肌肉記憶，讓每一個指令動作都能快速到位、精準執行，配合變革推行的節奏，完美落實每一個行動計畫的細節。

第2部

# 賦能——引水入渠，水到渠成

從落後墊底到名列前茅，要經歷什麼樣的過程？

臺中榮總透過大刀闊斧調整薪資制度，全面檢視擴充人才資源庫，精準優化醫院營運流程，落地實現先進概念醫療服務，讓「二十四小時急診滯留率」降到最低、病床周轉率達到最高。

藉由突破薪資、人才、流程、服務等關鍵環節的瓶頸，陳適安與團隊一起為中榮增進管理效能，鋪平了變革的最後一哩路，產生的效益成為推動中榮向上提升、跳躍升級的能量。

這就像是為中榮打開了引入源源不絕活水的閘門，打通了過去淤積難解的瓶頸，讓承載醫院營運價值的各種元素，能夠快速的在系統中流動交換，建立起能夠承載高速營運效能的流程平台，進而為發展未來醫療奠定基礎。

# 第1章

# 三軍未動，糧草先行

**在不影響醫療品質，甚至提高醫療品質的方向下，設計與調整薪資結構，實現病人、醫護、醫院三贏。**

在外界眼中，無論醫療服務或人員素質，臺中榮總都與其他國家級醫學中心並駕其驅，但許多人不知道的是，它的薪資水準卻長期落後其他國家級醫學中心。

一般而言，醫學中心主治醫師的工作收入中，獎金約占一半以上，但過去中榮對醫師工作獎金訂定上限額度，等同於壓低了主治醫師的收入，讓原本應該是激勵工作效率的獎金制度，不但達不到效果，反而帶來負面影響。

又或者，同樣是醫事人員，以契約藥師為例，因各地物價落差，北部醫學中心的薪資起敘多半是三十五級，但中榮只到三十一級。

## 薪資攸關價值定位

在規劃中榮多項改革之初，陳適安就發現薪資制度的問題，而在與主管、員工溝通的過程中，他更進一步了解，薪資制度造成的影響遠比想像中的更大，不只關係到人員流動，更牽動了同仁對政策推動的理解與支持。

「如果醫院把資金拿去做其他建設，是不是更不可能調薪了？」這是陳適安剛上任時經常聽到的回饋。他知道，這反映的是同仁對於薪資制度合理化的期待。

陳適安很清楚，調薪不只是數字加減，而是攸關價值定位。透過制度引導管理，進而創造出符合預期的價值，才是制度調整的關鍵。

而要符合預期價值，就必須全方位檢視制度，校準的指標也得與未來目標對齊。要讓中榮成為國際級醫學中心，管理的格局就必須具備相對應的高度，薪資制度的設計自然也是如此。

## 大刀闊斧調整薪資結構

陳適安曾經在接受採訪時提到：「我來中榮做的第一件事，就是還錢給大家。」這是他推動薪資制度改革的第一步。

中榮員工的工作收入包含了薪資與獎金，依不同敘薪職等與工作績效為標準發放。也因此，不論是醫師的工作獎金或是其他職類的工作績效獎金，都不同程度的影響他們的收入。

而陳適安所謂的「還錢給員工」，指的就是獎金差額。原來，過去中榮每個月發放獎金時，只發放核定金額的九五％，另外五％，則是基於管理考量，被預扣做為健保申報差額提撥準備。

但陳適安認為，「健保申報差額是醫院營運的問題，不是同仁的問題，他們的付出必須被尊重，權益也必須被保障。」

因此，上任第一個月，陳適安就決定自下個月開始全額發放獎金，不再預扣健保申報差額。

這只是中榮大刀闊斧調整薪資制度的起步。相較於北部及中部的醫學中心，中榮的薪水長期偏低，為啟動調薪作業，陳適安諮詢幾位資深主管的意見，得出的結論是：要為全院調薪，就必須改變薪資結構。

就如同陳適安一開始想定的方向，中榮的薪資架構調整，除了要以其他醫學中心為標準外，更鎖定發展目標，用以引導同仁的行為與激勵表現。不論是調整的方式、速度、次序，都經過縝密規劃，同時考慮效果與副作用之間的平衡。

在按照敘薪職級發放的薪資部分，陳適安重新檢視所有醫事、行政、約聘僱人員的起敘標準，參考其他國家級醫學中心，分階段調整到同樣的水準。以契約藥師為例，原本中榮的起敘標準只有三十一級，第一波先調整到三十四級，第二波再調高到三十五級，達到與北榮等國家級醫學中心一樣的水準。

除了藥師外，包括護理、資訊、檢驗及多個不同職類的人員，也在過去三年分階段調整起敘標準，同樣與其他國家級醫學中心看齊。

## 與教職連結，增強留任意願

而在醫師部分，陳適安則是鼓勵醫師透過進修、研究、升等，包括主治醫師升等、教職升等，以此進行加薪。

陳適安說：「把敘薪與教職連結，按不同的教職等級敘薪，從講師、副教授到教授，每個人月薪又可以加幾萬元。」

陳適安積極推動教職與敘薪連結，有更深層的意義。多年觀察醫界生態，他注意到，有些培養多年的主治醫師會流失，就是因為看不到自己繼續留在醫學中心能夠創造的價值。而要改變這個現象，可以透過制度的設計，在教職升等上提出相對應的敘薪制度，不僅能鼓勵醫師在臨床以外繼續做研究、發表論文、參與教學，也提升他們留在醫學中心的意願。

而在中榮，這套標準也適用於醫師以外的其他職類員工，以鼓勵不同類別的醫事人員投入研究教學。

參與薪資架構改革的醫務企管部主任、也是資深心臟外科主治醫師的蔡鴻文說：「院長是看大局的人，他認為加薪是牽一髮動全身的改革，必須通盤考慮，特別是在一些細節上必須精準到位。薪資調整有公平的問題，薪資結構也會引導員工的行為，必須往不影響醫療品質、甚至提高醫療品質的方向去設計。」

除了基本薪資外，獎金也是影響員工收入的重要來源，其中，包括醫師的專勤工作獎金與其他職類的工作績效獎金。

原本中榮計算工作績效獎金的點值，每一點是一百元，北榮等醫學中心卻是一百二十元。中榮人事室主任胡謹隆，曾經在北榮擔任人事行政管理工作，他說：「現在，中榮的績效獎金點值與北榮相當，而且由於工作績效獎金與醫院營運績效連動，因此中榮實際發放的獎金點值，也曾高達一百三十到一百三十五元，超越其他醫學中心的水準。」

## 打開績效獎金天花板

在醫師專勤工作獎金的部分，原本中榮設有每個月的上限，超過的部分不計入獎金，陳適安說：「很多人可能一個月做了十五天就超過上限，剩下的十五天，就是做功德了。」

這樣的制度，悖離了激勵績效表現的目的，也影響醫療服務的效率。陳適安認為，「設定獎金上限或許可以控制薪資成本，但醫院要有盈利不是靠節流，而是應該從『以病人為中心』的思考出發，提升醫療服務的效率與量能，進而帶動醫院收入增長。」

如同陳適安所說的，醫院要增加收入，開源很重要，但在提高營運效率、帶動成長的同時，也要讓醫療服務品質更上一層樓。

因此，中榮在規劃取消醫師工作獎金上限，打開天花板後，同時動起來

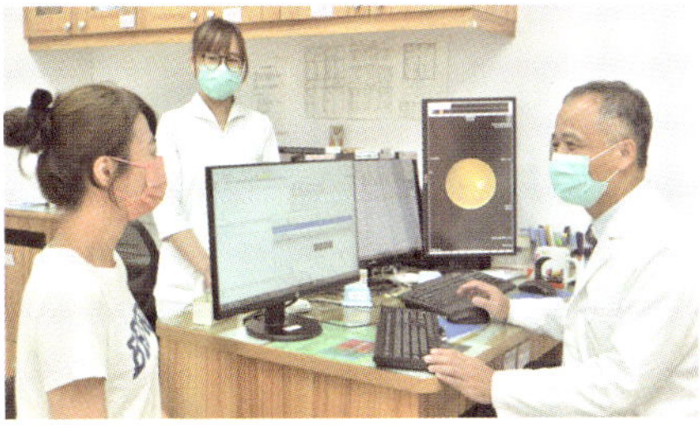

醫院要有盈利不是靠節流，
中榮從「以病人為中心」的思考出發，
提升醫療服務的效率與量能，
進而帶動收入增長。

的，還包括以病人流與病床流為主軸的整體流程變革。

## 不是以量取勝，而是把餅做大

在提升病床占床率、降低住院天數的前提下，才能透過薪資架構改革擴大醫療服務量能，同時提升醫療服務品質，否則只是鼓勵醫師以量取勝，可能進而造成許多亂象。

舉一個簡單例子，假設醫院一個月收固定床數的病人，取消獎金上限後，開刀量愈多，收入愈高，醫師可能會將手術移到病人較少的週末，或忽視病人的恢復狀況，提前讓他出院。

再者，有些資深醫師過去會把一些手術交給年輕醫師，如今也可能決定自己操刀，年輕醫師可以實作的機會就會減少。

蔡鴻文解釋中榮的做法，「在改革獎金制度的同時，我們也同步優化流程運作的效率，導入讓病人更方便的新興概念醫療服務，在提高病人滿意度的同時，病床周轉率跟著提升，可以進行的手術量也增加。在這樣的情況下，不但願意多做的資深醫師收入會增加，年輕醫師也有更多機會參與手術。」

檢視中榮的營運績效，可以發現用人成本占醫療服務收入的比重，過去一直控制在四〇到四二％之間，遠低於北部一些國家級醫學中心。

在調整全院薪資制度後，陳適安估算，平均加薪幅度高達一八％。但即使如此，中榮的用人成本占醫療服務的收入比重，還是維持不變。胡謹隆說明：「主要是因為醫療服務收入增加，分母變大了，使得用人成本占收入比重還是低於其他醫學中心。」

## 三贏的成功策略

事後看中榮調整薪資的結果，似乎一切都是順理成章。但很多人可能沒有注意到，幾乎就在中榮啟動薪資制度改革的同時，臺灣正因為新冠疫情大爆發而進入三級警戒，許多醫療服務因此中斷，對醫院的收入帶來影響。

蔡鴻文說：「說不擔心是騙人的，當時沒有人知道新冠疫情會延續多久、影響多大，但這些擔心都沒有讓我們停下來。結果也證明，我們當初的堅持是對的。」

以中榮過去三年的營運表現來看，醫療服務收入每年成長，而在整體的盈利數字上，也比過去更亮眼。

在臺灣疫情爆發的前一年，中榮二〇二〇年的醫療收入為一四六・〇六億元，而在陳適安接任院長之後，自二〇二一到二〇二三年，醫療收入分別為一六一・〇一億元、一七九・七一億元、一九四・二五億元，近三年醫療收入成長超過三成水準。

對於過去幾年的績效，陳適安說：「外面很多人說我們在衝營收，這是他們不了解中榮。我們的目標不是把營收衝高，而是改善制度與服務品質，病人的滿意度提升，營運表現自然就變好。」

員工福利獲得提升、病人獲得更妥善的醫療照護、醫院繳出一張比過去任何時候更亮麗的營運成績單，這是一項同時成就醫護、病人、醫院三方的共贏改革，也成為中榮後續多項變革的共通特色。因為，在中榮的變革指導方針中，只有三贏，才算成功。

# 第2章

# 注入人才活水

**在推動改革的千頭萬緒中，中榮重塑人力資源布局，改造制度面、組織面、管理面，內部選才之外，也向外獵才招募，引入源源不斷的人才。**

過去臺中榮總對人力配置，採取較為保守的做法，一個單位如果出現人力缺口，通常不會立即補齊，而是要反覆評估成本效益後，才會啟動增補人力的作業。

就有主管說：「常常是缺了四、五個人之後，才補一個人。」

但這樣做，顯然跟不上醫療服務持續成長的腳步，更無法滿足發展智慧醫療、尖端醫療、精準醫療、再生醫療等新興領域的人才需求。

也因此，中榮在透過改革引水入渠、為組織賦能升級的過程中，除了調整制度、優化流程之外，還有一項重要的改變，就是從制度面、組織面、管理面著手，重塑人力資源的布局。

新的人力資源布局希望透過更有活力的管理、鼓勵教學研究升等、跨部門跨職能的內部選才、著眼未來的獵才招募，為後續的變革工程引入源源不斷的人才，打造一座符合發展需求的人才庫。

陳適安上任後，很快就發現中榮的人力缺口與人才斷層，比他想像的更嚴重。過往有一段時間，因為組織內部的問題，再加上外部競爭對手的積極挖角，讓中榮流失了多位優秀的資深人才。

也就是因為如此，在面對推動改革的千頭萬緒中，陳適安將與「人」相關的組織與制度改造，列為優先事項，從薪資、福利、進修、教職升等、到鼓勵研究，多管齊下。

「良禽擇木而棲，把環境都弄好，就能夠更積極的招募需要的人才，」陳適安說。

## 看見人才創造的價值

也因此，中榮不再用傳統的成本思維看待人力問題，而是一方面透過調整薪資制度、改善工作環境、提升員工福利等措施，降低人員離職流動率，另一方面，更積極鼓勵進修，並提供更多參訪機會，讓員工跟著組織成長。這樣的做法，不只讓員工對未來的發展有更高期待，也有助於吸納外部優秀人才。

在持續傳出多家醫療機構受限於醫護人力不足而必須關床、甚或延後手術時，中榮卻沒有這樣的狀況，特別在其他醫院最為吃緊的護理人力部分，中榮不但沒有出現護理人力不足的嚴重缺口，留任率與招募成效更遠優於其他醫療機構。

對人力制度改革非常有感的中榮護理部主任張美玉說：「陳適安院長沒有把護理工作當成醫院營運的成本，而是當成資產，他上任之後，不論人力、福利、教學研究資源，都加值、加碼的大力投資。」

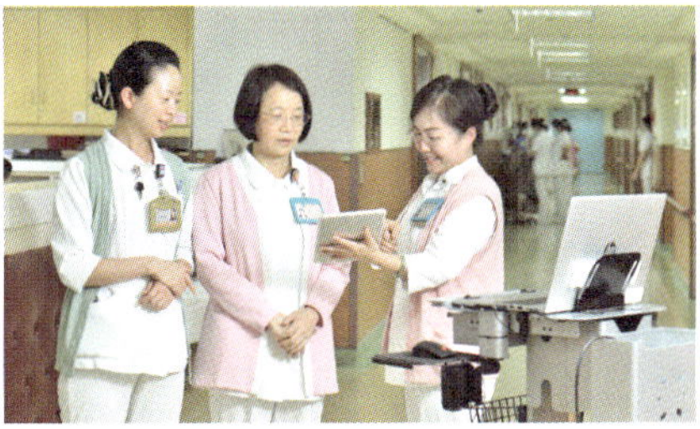

提升護理人員福利、
以智慧科技減輕護理人力負擔、
營造尊重護理人員專業的文明職場，
使中榮得以維持健康充足的護理人力。

因此，在幾乎全球性的護理人力短缺潮中，中榮不但能招募到優秀的護理人員，新進人員留任率還超過九五％；即使在疫情後，全臺護理人員離職率明顯上升，但二〇二三年中榮護理人員的離職率約七．七％，仍低於其他醫學中心。

而到二〇二四年第三季底為止，中榮共招募四百零九位護理人力，是當年度離職人數的二．三倍，是近三年招募成績最好的一年。

張美玉分析，中榮之所以能夠維持健康充足的護理人力，主要來自幾項重要關鍵，包括按照未來需求擴增招聘員額、提供優越薪資待遇、以智慧科技減輕護理人力負擔、營造尊重護理人員專業的文明職場等。

「陳院長在核定員額時，不會只看當前的需求，而是會看未來醫療服務量能的發展趨勢，當護理部提出人力需求時，很快就能得到支持，取得招募員額，讓護理部更快採取行動進行招募，」張美玉說。

而在薪資改革中，張美玉指出，中榮將契約護理師的薪資薪級調高三級，再加上每個月的照護獎勵金、每年發放一次的留任獎金，在不包括夜班費的情況下，第一年契約護理師的平均月薪，就可達到六萬四千四百零八元。

她表示，更因為院方大力推動打造智慧病房，單單是全面導入電子床頭卡，每一床就可以節省護理師十九分鐘的工作時間，讓護理師可以將時間與精力真正發揮在照顧病人的專業上。

「陳院長一上任就將幸福職場列為優先事項，他對於職場霸凌甚或是暴力，一向抱持零容忍的態度，強調人人平等、互相尊重，讓護理人員充分感受到被尊重，留任意願自然也就大幅提升，」張美玉點出另一個關鍵原因。

## 擴大研究的布局

事實上，不只是對護理人力如此關心，在陳適安眼中，所有員工都是醫院的資產，而不是成本。他認為，優秀人才能為組織創造的價值，遠遠超過金錢可以衡量的範圍。

陳適安舉例說明，如果聘用了一位優秀的醫檢師，做出五個只有中榮才有能力做的檢驗，他的價值就不只是這項醫療服務的收入，而是因為這五項檢驗救了五個病人，也讓更多人更信任中榮的醫療服務品質，這是金錢無法衡量的價值。他說：「只用金錢計算聘請一個人多久能回收，這樣的想法不是很妥當。」

從「投資人才，就是投資未來」的思維出發，中榮近三年員工持續增加，除了因應醫療服務量的增長，更包括布局創新領域與醫學研究的需求。「以前中榮招聘人力多是以臨床為優先，但過去這幾年，在院長大力支持下，進一步擴大研究的布局，」中榮醫學研究部主任謝育整說：「特別在過去中榮沒有資源、人力，但卻已經是全球醫學界熱烈投入的重點研究項目，院長不只給出方向，更在資源與人力提供最大的支持。」

過去中榮實際可聘用的研究人員名額並不多，但在陳適安上任之後，近三年來，除了招聘了三位具有深厚資歷與學術地位的特聘研究員，在研究員、副研究員、助理研究員、研究助理等人員編制更是大幅擴充。

謝育整說：「過去三年，我們總共招募了十七位不同職務的研究人員，其中，有多位是從其他醫院跳槽來到中榮。吸引他們的最主要因素，就是因為看到陳院長對於醫學研究工作的全力推動，他不只是口頭說說，而是實際透過出國參訪、學術交流、設備購置、研究創新鼓勵機制等不同做法落實在組織中。」

## 提前布局人才需求

人事室主任胡謹隆回憶，他在二〇一七年離開中榮時，醫院員工數約四千多人，二〇二二年回來後，員工數已經來到五千七百多人。他說：「陳適安院長接任後，人力資源政策方向有很明顯的改變，只要有單位提出增加人力的需求，大部分都會批准，甚至還會加碼。」

其中，光是主治醫師的人數，過去三年就增加了一百位以上。以外科部為例，從原本四十四位主治醫師增加到六十三位，人力增長也推動了能力的提升。

中榮外科部主任周佳滿說：「主治醫師增加，在日常業務上可以相互支援，也讓更多人有時間去做研究或者念書進修。」

之前外科部有三分之一的主治醫師在念博士班，但工作量實在太大，許多人難以同時兼顧工作與學業，遲遲拿不到學位。但現在，外科部有二十位主治醫師獲得博士學位，三分之一的主治醫師取得教職。

整體戰力的提升，也帶動各部科士氣大振。

「中榮在中部地區的醫療服務是有口碑的，但醫師不夠，就無法滿足病人的需求。經過這一波人力制度調整，不只是人力數量增加，醫療品質也同步提升，外科部每科平均增加的績效就約有一〇％，其中包括門診量與手術量，」從學生時代就在中榮服務的周佳滿說：「也因為有更多資深主治醫師可以帶年輕一代的住院醫師，不論在臨床或研究工作上都能相互支援，整個團隊的向心力更強，讓很多計畫推展比過去順利。」

## 打造具未來醫療概念的組織

類似這樣的戰力提升，也出現在神經內科。神經醫學中心副主任黃金安說：「院長的觀念是，組織擴充是因應醫療服務發展的需求，不能等到完成組織修編才來培養人才。」

當神經內科規劃組織修編時，陳適安就特別關心人力配置，詢問黃金安需要多少位主治醫師、需要什麼樣的資源。黃金安說：「我跟院長報告，當時北榮神經內科的主治醫師大約有二十五位，而中榮長期以來固定是十二位。院長跟我說，以未來中榮的醫療服務量來看，神經內科至少需要十八位主治醫師，你現在就要開始準備。」

主治醫師從十二位增加到十八位，代表的是超過五成的人力擴增，這對神經內科的整體戰力帶來顯著提升，而在院方積極鼓勵進修的政策下，過去神經內科年資兩年以上的主治醫師，只有一半具備教職，現在全體主治醫師都擁有教職。

除了人力數量與人才素質，中榮更基於發展未來醫療的必要，推動多項組織修編，希望帶進更多資源，在重點發展項目上投入更多研究能量。以神經內科為例，過去科內設有一般神經科、癲癇科、神經肌病科三個科別，但這樣的編制已無法滿足實際需求，再加上原有科別名稱與分工領域有一些重疊，不但可能讓病人在選擇就診科別時感到困擾，也不利於臨床與研究工作發展。

在修編之後，神經內科改組成為四個科別，分別是腦血管疾病科、癲癇科、神經肌病科、一般神經科，並針對特定任務編組的醫療中心進行調整。

黃金安說明：「原本神經內科只設有腦中風中心與失智暨巴金森症中心，但陳院長認為，失智症與巴金森症需要個別進行更深入的研究，指示新增成立失智症中心與巴金森症暨動作障礙中心。在此之前，全臺灣只有臺大醫院設有類似的組織。」

事實上，除了這兩個中心，過去三年，中榮還陸續成立眼外傷中心、口腔肌肉功能矯正中心、間質性肺病整合照護中心、肺癌精準醫療中心、淋巴水腫治療中心、脊椎疾病治療暨研究中心、發炎性腸道疾病中心等單位。單單二〇二一年，就成立了十二個特色醫療中心，其中，間質性肺病整合照護

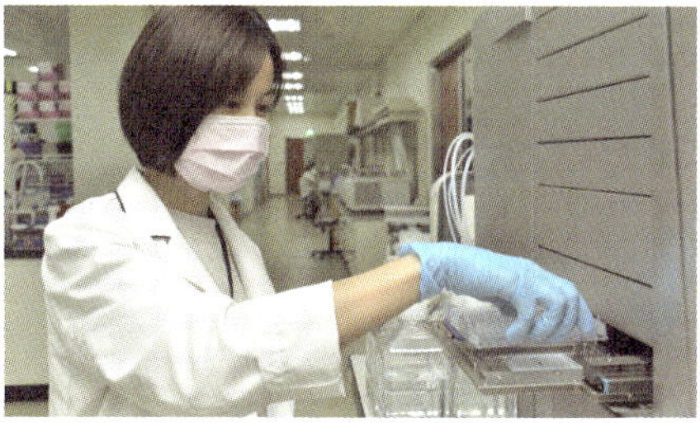

精準醫療是中榮的策略發展主軸之一。為此，中榮成立精準醫學中心等單位，全力投入人力與資源。

中心、發炎性腸道疾病中心，更是全臺灣首創的跨科別整合照護中心。

而基於未來醫療的四大策略發展主軸，中榮也在過去三年透過任務編組與組織修編，為多項重點項目創造更大的發展空間，包括智慧醫療委員會、尖端醫療委員會、再生醫療委員會、精準醫療委員會等，之後更陸續創設多個任務性組織，包括細胞治療及再生醫學中心、精準醫學中心等。

陳適安主導的一連串組織調整，在於整合院內既有的發展基礎，在統一的平台上導入新資源，讓人力與研究創新進行跨領域、跨單位的交流合作，也讓更多的未來人才與發展項目，進入中榮落地生根、開花結果。

至於必須經過主管機關正式核定的組織調整，中榮推動的速度也是只快不慢。從二〇二一年一月到二〇二四年十二月，就新增十個一級單位及四十三個二級單位。

公立醫院組織修編需要經過繁複的審查流程，也因此，陳適安費了許多心力奔走協調，持續向主管機關說明組織修編的重要性。

這一切的努力與用心，從中榮逐步成型的創新組織格局中，可以看出。

「二〇二三年在院長的奔走協調下，中榮成立了腫瘤醫學中心等一級單位，」胡謹隆表示，「前一波的修編，院長是為了調整舊架構做努力，從新一波的組織修編，可看到中榮不同於其他醫學中心的格局。其中，包括將腫瘤醫學中心升級的腫瘤醫學部、納入正式組織的遠距醫療中心、全台首創的數位醫學部，再加上之前成立的再生醫學中心等單位，將對醫院未來營運發展帶來深遠的影響。」

## 找回老戰友，發掘新夥伴

來到中榮接任院長，陳適安完全沒有帶上自己的人馬，因為他知道，他要實現的理想，中榮團隊將會一起完成。

因此，陳適安上任的第一年，在人事布局上沒有太多調整，比較大的行動是親自邀請傅雲慶回歸，出任副院長。除了傅雲慶之外，他還陸續找了幾位從中榮離開的優秀人才，陳適安說：「我希望他們回來與大家一起打拚，因為這些在中榮工作過的人，不只對這裡有感情，也對這家醫院的未來有更高的期望，在轉型變革的過程中，將發揮非常重要的作用。」

除了找回老戰友，陳適安也在中榮發現許多新夥伴。這些在推動變革工作中扮演重要角色的主管，不約而同提到：「在院長找我之前，我沒想過自己會做這些事。」

## 積極向外溝通、交流

二〇二四年初，剛卸下中榮口腔醫學部主任一職的劉正芬，就是推動變革的新夥伴之一。

本身是資深牙科醫師、並擔任臺灣兒童牙科醫學會理事長的劉正芬笑說：「我們在醫院都是身兼數職。口腔醫學是我的主業，我還有很多副業，只是這些副業不但沒有收入，還非常具有挑戰性，是以前我沒想過會做的事。」

上任第四個月，陳適安就找到劉正芬，請她擔任惠康基金會的財務長。

惠康基金會是中榮成立的組織，迄今已有近四十年歷史，主要的董事成員是大臺中地區的企業家與重要人士，多年來積極與中榮為病人和民眾提供幫助。如同後來陳適安在院內提出的「敦親睦鄰、廣結善緣」的理念，從一開始他就認為，中榮如果要往更大的格局發展，必須與更多人合作，而惠康基金會就是連結中榮與社會各界的重要橋梁。

也因此，陳適安上任後，決定在惠康基金會設立財務長，這是一個新設的職務，也是陳適安認為將讓基金會扮演更重要角色的關鍵安排。在陳適安眼中，劉正芬的溝通能力與做事效率，以及在大臺中地區累積的人脈，再加上擔任臺灣兒童牙科醫學會理事長多年，具有更高的格局與眼界，將可讓惠康基金會發揮更大的價值。

而劉正芬也沒有讓陳適安失望。

劉正芬多年累積的人脈資源，都成為中榮與社會各界交流的媒介，落實陳適安上任後積極推動的「敦親睦鄰」、「廣結善緣」兩大工作目標，讓過去在許多中部地方人士心目中較為封閉的中榮，開始更主動與外界溝通互動，進而建立起一個更開放的合作交流平台，讓中榮不只是外界印象中的白色巨塔，而是一座願意開放接納更多創新交流的生態花園。而在惠康基金會擔任財務長的劉正芬，則是巧手生花的綠手指，為這座生態花園打造出更豐富多元的面貌。

以惠康基金會為平台，從人才培訓、國際交流、人文關懷等面向，劉正芬透過尋找企業的支持贊助，持續為中榮帶進多項資源活水。更重要的是，這些資源都不只是短期一次性的合作，而是可持續的長期機制，例如人才培育計畫與論文獎等，讓惠康基金會成為中榮與更多夥伴合作的樞紐。

## 從軟硬體著手，活化環境

同樣被陳適安指派「副業」的，還有中榮放射腫瘤部光子治療科主任葉慧玲，她不只是資深的放射腫瘤科醫師，更是習畫、作畫資歷長達十多年的畫家，曾經兩度舉辦個人畫展。

陳適安上任後不久，先是請葉慧玲陪他視察院內環境。葉慧玲回憶當時的場景：「我們一邊走，院長就一邊說：『你看，這個地板顏色不對、這片牆壁斑駁了、這幾扇窗戶不夠明亮。』當下我還滿驚訝院長一下子就看到這些問題，這也是我剛來中榮的感覺，一進門就像掉入三、四十年前的時空。」

為了讓醫院環境增添人文味，陳適安成立了藝文小組的任務工作編組，由葉慧玲擔任組長。藝文小組像是院長推動藝文相關事務的幕僚單位，不論員工或各部門提出的建議，都會交由這個小組討論並擬定執行計畫。

「院長上任後，大家都可以看到院內的變化，環境的改變更是舉目可見，雖然中榮的建築物都有年歲了，但一走進內部，感覺就完全不同，就像是英國等歐洲地區許多歷史建築的活化，中榮的環境改造也是如此，」葉慧玲說。

當陳適安被問到，為何會有靈感找到與他沒有特殊淵源的劉正芬與葉慧玲，並且指定她們做過去不曾做的工作，自有一套用人哲學的陳適安笑著說：「把事情交給願意做的人，給他足夠的資源，這件事就會成功。」

## 在挑戰中創新，在創新中學習

醫學研究部臨床試驗科主任與技術移轉中心主任傅彬貴，則是另一個例子。傅彬貴過去長期在胸腔內科擔任主治醫師，推動戒菸門診等相關計畫有出色的表現。

陳適安說：「我發現傅彬貴主任有很多好想法，對我提出的主題，也能給出完善的做法。像他這樣的人需要的是一個機會，把過去累積的能量發揮出來，所以我請他負責臨床試驗與技術移轉的業務。」

傅彬貴說：「在二〇二二年七月院長交辦之前，我完全沒想過自己會做臨床試驗，更不要說後來還接下產業技術移轉的工作。但院長很會發掘人才，然後把適合發揮的工作交給這些人。」

接下臨床試驗與產業技術移轉業務後，傅彬貴從檢視院內既有的資源開始，先是補齊「別人有、中榮沒有」的部分，進而在「中榮有、別人還沒有」的部分加快腳步。

在過程中，他快速梳理、建立了中榮的臨床試驗流程與臨床試驗條件環境，也建立起鼓勵同仁積極參與產業技術移轉的流程機制，其中，包括專利申請與技術移轉申請問答集，以及即時更新的專利申請新知等。

一年之後，陳適安有天遇到傅彬貴，突然向他提議：「你要不要試試申請卓越臨床試驗中心？」

當時中榮在臨床試驗上已有顯著進步，例如臨床實驗新案數量，由過去一年平均八十到九十件，增加到一年一百二十件的水準，第一期與第二期早期臨床試驗的比例，也由過去的二成多提升到接近四成。但這樣的進步，是否足以成功申請卓越臨床試驗中心？傅彬貴沒有把握。

在此之前，中榮從未申請過卓越臨床試驗中心，當時臺灣也只有七家醫院通過審查，包含北部與高雄的幾家醫學中心，唯獨中部還沒有任何一家醫院通過。

儘管如此，傅彬貴仍立即進行各項準備作業，在進行實際審查時，讓他印象深刻的是：「那天院長親自帶隊，他不只是列席，而是讀過所有資料，親自上台報告，並且針對評審委員的問題一一回答。」

## 找對的人，做對的事

在陳適安一句「試試看」的鼓勵下，傅彬貴帶著團隊完成任務，讓中榮順利在二〇二三年底通過審核，成為臺灣中部唯一具有卓越臨床試驗中心的國家級醫學中心。

所謂「知人善任」，其實就是找對的人，做對的事。在推動變革的過程中，陳適安開發了團隊的潛力，多位主管都在原本的專業上有出色表現，但他們被交付的任務，不只是自己過去沒做過，也是中榮過去沒有的業務，但這就是一個未來型組織的人力資源發展模式。

因為，創新不是捨棄，而是連結，陳適安來到中榮要打造的團隊，是一個面向未來醫療發展的團隊，在挑戰中創新，也在創新中學習。

# 第3章

# 以病人為中心的流程改造

**從核心價值出發所創造的影響，**
**不會只有短暫的效果，**
**而會深化成驅動組織不斷前進的動力。**

在許多組織變革的過程中，時間久了，有時盯著眼前的事物，卻會忘了出發時的初心；走得遠了，就會失去方向。但在臺中榮總，陳適安與團隊推動的每一項變革，從目標設定到行動計畫，始終秉持「以病人為中心」的核心價值。

二〇二二年，隨著新冠肺炎疫情趨緩，民眾生活逐漸回復正軌，先前受疫情影響而延遲的醫療需求開始顯現，許多醫療機構也出現醫療量能不足的狀況。反之，中榮在疫情期間進行大規模的流程改革，面對疫情後快速增長的服務需求，更能從容因應。

接手中榮之後，面對千頭萬緒的問題，究竟該從哪裡開始著手，陳適安心中早有定見。他說：「剛開始不可能要求在學術或者新項目上，立刻有讓人驚豔的表現，但至少還有很多原本可以做得更好的事，立刻就要做出改變，讓病人、讓員工立即有感，成為中榮的新亮點！」而「以病人為中心」的流程改革，就是陳適安在第一波變革中積極推動的重點項目。

## 門診治療中心，增加多元服務

在陳適安主導下，中榮在二〇二一年底將「門診化療室」改為「門診治療中心」。除了原本的化療服務外，增加許多不同類型的藥物注射、輸血等治療項目，治療空間也由原本的四十三個座位，增加到六十三個。

被指派負責門診治療中心的血液腫瘤科主任滕傑林表示，「過去有些病人需要輸血，只能在急診室進行，但急診室環境對病人比較有壓力，設施也沒有那麼舒適，我們將這類病人移到門診治療中心，提供更好的治療服務。」

也因為這樣的想法，中榮門診治療中心於二〇二二年四月正式啟用後，推出多項提升病人治療體驗的措施，除了增加服務項目，治療時間也方便更多上班族。

與滕傑林一起籌備並推動門診治療服務的護理師蘇育蓁表示，「過去化療室只在週一到週五提供服務，但改為門診治療中心之後，週六也提供服務，讓病人不必請假來治療。有些化療病人因為化療週期正好橫跨週六，過去只能將化療藥注射裝置帶回家，週一再到醫院拆除注射裝置，但現在週六就可以來醫院處理，不用再擔心整個週末會因為化療裝置，影響出外活動。」

中榮門診治療中心的規劃重點，在於協助病人在治療的同時，仍可維持正常生活。曾經造訪許多國際級醫療機構的滕傑林說：「相較於美國等其他國家，臺灣的醫院過去多是希望病人住院進行治療，就連病人也認為這樣比較安心。但從醫療專業來看，許多治療都可以在門診完成。降低住院的必要性，對病人是更好的選擇，因為一個人生病，影響的是一個家庭。」

## 為了讓病人健康生活

門診治療對病人還有其他好處，滕傑林補充：「能夠減少不必要的作業過程，可以降低醫療帶來的風險，例如感染等。相較於住院治療，在門診治療中心完成療程，可以降低病人曝露在風險中的機率。」

為了鼓勵病人改變思維，中榮在門診治療中心的設施上花費許多心思。其中，包括把座椅改成躺床，每一個治療座位都設有智慧燈光，可由病人依休息或者閱讀的需求自行調整。

在硬體條件外，考慮許多癌症等重大疾病的病人，可能因為生病造成心理壓力，門診治療中心也提供心理諮商服務，有需求的人可以向護理站提出，由醫師協助預約。

此外，中榮更首開先例，準備點心給來接受門診治療的病人享用。滕傑林笑著說：「院長傳了一些照片給我看，美國約翰霍普金斯醫院的門診治療中心，就提供小點心給病人。他覺得這麼做對病人有幫助，我們也覺得這個想法很棒。在院長的牽線下，也獲得盛香珍食品郭耀鵬董事長的支持。這項服務已有一年多，病人都感覺很窩心。」

中榮門診治療中心的成立，就像陳適安與團隊打造未來醫療的縮影。滕傑林認為，醫療機構的存在是為了讓病人健康正常的生活，因此，所有治療都應該從這個角度出發。過去，需要化療的病人可能必須住院，但現在來到門診治療中心，甚至看完一部兩小時電影就做完治療，生活品質大幅改善。

二〇二三年，中榮門診治療中心完成二・三萬次的化療，與一・二萬次的其他治療。在這些數字背後，是許多原本會因為治療而使生活受到更大影響的病人，與他們的家庭。

二〇二二年十二月在中榮全面施行的「出院一站式服務」，則是另一個從病人需求出發的流程改造。

什麼是出院一站式服務？負責推動的護理部副主任溫美蓉說：「就是讓病

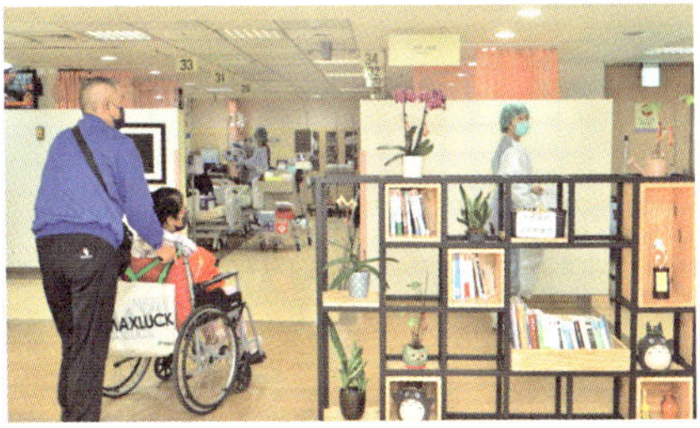

門診治療中心的規劃重點，
在於協助病人在治療的同時，
仍然可以維持正常生活，
盡可能減輕疾病對病人與家屬的影響。

人與家屬在病房就能完成領藥、付費、衛教等所有出院流程，不用像過去一樣，到不同地方辦理各種手續。」

## 出院一站式服務，病人與家屬不需奔波

對病人與家屬而言，出院一站式服務的好處，不只是不必奔波辦手續，更因為這個服務的核心就是「事先規劃」，所以家屬不會突然接到通知，而需要臨時請假辦理出院事宜，而是可以提前安排行程，並且有更多時間聽取返家後的護理與用藥說明。

從醫院營運的角度來看，出院一站式服務也帶來正面效益。過去中榮辦理出院的高峰時間通常拖到下午三點，但在推行新的出院服務後，則是提早到中午之前就完成。這代表的是，如果有病人需要住院，即使算進清潔消毒的時間，也可以在當天下午就進到病房，不需要像過去一樣，等到晚上甚至隔天才有病房。

出院一站式服務的好處多、流程也不複雜，但要在全院推動，卻有許多需要克服的環節，除了要在病房刷卡付費、藥局提前一天或當天早上將藥物送達病房以外，也需要醫師配合在前一天就開藥。

「過去，醫師多習慣在病人出院當天才開藥，因為擔心病情會有變化，但從醫療專業來看，提前一天開藥的差異其實不大，就算出院當天病人情況有改變，也可以現場再調整，」溫美蓉說明：「為了改變醫師長年的習慣，我們花了一些時間溝通，慢慢的，醫師也都能接受配合，在前一天就先開好藥，讓藥局與護理站能夠為出院病人做好準備。」

類似這樣涉及改變習慣的流程改革，通常需要很多溝通，中榮是臺灣少數全面成功推行出院一站式服務的醫學中心。如同溫美蓉的觀察：「也有其他醫學中心想推動，但是因為無法改變既有的習慣，很難成功。」

門診治療中心和出院一站式服務的改造，歸根究柢，是在「怎麼做對病人最好」的思路上推進。如同中榮的其他變革一樣，從核心價值出發所創造的效益，不會只是短暫的效果，而會深化成驅動組織不斷前進的慣性。

## 三個月改掉三十年的問題

在中榮，許多人聽過「院長下令關閉門診看診資訊系統」的故事。這是因為三十年來，總有幾位醫師的看診時間一路從上午持續到半夜，甚至整整二十四個小時。

「很多人可能認為看診時間這麼長，代表醫師是一位『好醫師』，但從另一個角度看，醫師也必須考慮這樣做，會不會衍生其他問題，」陳適安直指，「門診看到半夜，對病人與家屬是很大的負擔，更不用說對其他醫療人員的影響。這不只是管理的問題，也牽涉到許多人的安全，所以我下定決心要改掉這個『惡習』。」

如同陳適安其他改革的做法，他不會只看單點，而是進行結構性的調整，進而產生根本性的變化。二〇二一年底，在陳適安主導下，中榮成立門診管理中心，先後由過敏免疫風濕科主治醫師陳怡行、耳鼻喉頭頸部鼻科科主任梁凱莉，及血液腫瘤科主任滕傑林擔任中心主管，改革門診運作流程。

門診無法準時結束，有部分原因是病人數太多，但陳適安與門診管理中心一同檢視後發現，沒有準時開診，也是造成延後收診的原因。

陳適安說：「門診是醫院很重要的地方，也是很容易出問題的地方，很多

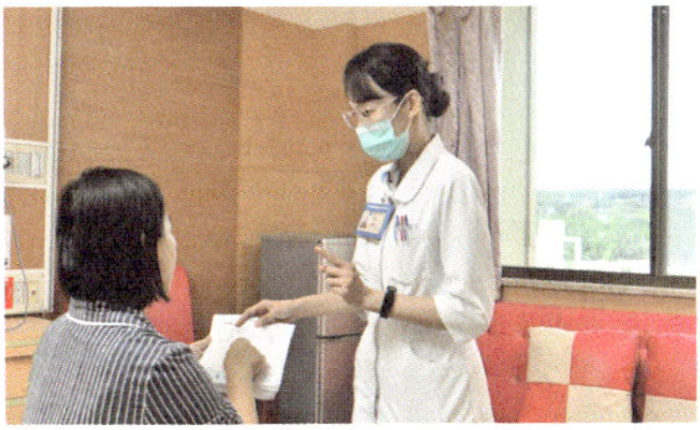

出院一站式服務，
讓病人與家屬在病房就能完成領藥、
付費、衛教等所有出院流程，
不用像過去一樣，
到不同地點辦理多項手續。

醫院都有一些因人設事的陋習，但可以透過制度去改善。門診管理落實了，其他紀律就會建立起來。」

負責門診管理中心的醫務企劃組組長賴苑惠說：「門診管理中心成立後要達到的第一個目標，就是把時間管好。」不論關診或開診時間，都必須確實執行。

在陳適安的支持下，門診管理中心先是宣布，門診最遲必須在晚上十二點前結束，同時通知資訊室，時間一到就關閉系統，同時整棟大樓也關閉電力、空調。雖然直接關閉系統讓醫師完全無法拖診，但如果沒有配合報到截止制度，就可能造成病人不滿。為了圓滿解決問題，門診管理中心透過大數據分析門診報到的人數與時間分布，進一步計算合理的最晚報到時間，並且正式對外公告、宣導，然後徹底執行、絕不通融。

賴苑惠說：「過去，中榮其實也有門診截止報到時間的制度，但沒有徹底執行，讓原本偶一為之的通融，演變到最後不按規矩做事。」

在執行確實管理門診時間的最初三個月，賴苑惠與團隊從早上八點上班，一路跟到當天門診服務結束為止，因為隨時都有狀況需要處理。在這樣的堅持下，只用了三個月就解決之前三十年的拖診問題，甚至現在所有門診在晚上十點前就會全部結束。

## 提升門診的量能與效率

在落實關診時間的同時，陳適安也著手改革開診時間。

當時中榮規定的開診時間是上午九點，但實際上，很多門診拖到九點半甚至更晚才開始。陳適安則要求，將開診時間提前到早上八點半。

一開始很多人有藉口，例如早上要巡房。陳適安反問：為什麼巡房一定要早上，下午去不行嗎？若一定要早上巡房，也可以提早啊！

有人找到「對策」，把醫師卡拿給助理代刷，表面上看起來八點半就看診，實際上依舊拖到很晚才開始。陳適安則運用科技協助管理，他說：「中榮的資訊系統很強，很多數據都看得到，從每個病人的看診時間到看診之間的空檔，都有紀錄。門診管理中心就用這些數據，抓出其中的異常，進行通報管理。」

陳適安強調的紀律重要性，在門診流程改革中格外凸顯，因為不解決門診效率低落的問題，即使優化其他制度、找到足夠的主治醫師加入，也沒有空間開出更多門診，更遑論在未來導入更多新的醫療服務。

賴苑惠說：「當時院長問我們，如果多聘請一百五十位醫師，有沒有空間多開門診？我們盤點診間使用率後，發現居然只有七成。很多門診不能準時結束，上午診拖到下午是常有的事，造成很多門診空間看起來是閒置的，實際上卻被不合規範的占用。」

門診管理中心成立後，中榮重新建立門診規範，包括門診診間作業規範、看診異常中斷與異常事件通報機制，並且落實醫師代診制度，透過建立門診數據看板即時管控全院看診進度，不但大幅降低延遲開診數量，門診服務量與門診開診數量也顯著提升，讓中榮門診重新獲得活力與能量，為更多民眾提供高品質的服務。

## 效率大幅提升

「病床數不足」一直是許多醫學中心的難題，中榮自然也不例外。病床數不足對醫療品質造成的影響，更讓許多醫學中心屢屢被輿論批評，似乎只有擴增病床數，才能夠解決問題。

儘管中榮病床數一直維持在一六〇〇床左右，但從二〇二〇到二〇二四年，住院人次、住院人日、手術人次的數據都有極明顯的改善。

在住院人次部分，二〇二三年全年突破七．八萬人次，較前一年度成長一三．七三％，與二〇二〇年相較，成長幅度更達到二八．四九％。

同時，手術人次也在過去四年顯著上升，以全年手術人次來看，二〇二三年達到五．八二萬人次，較二〇二〇年的四．五萬人次增加了二九．

三一%。

無論住院人次或手術人次，過去四年都有近三成的成長，這代表了中榮的醫療服務量能顯著提升，也代表有更多病人得到幫助。但和這兩個指標的成長相比，呈現出病人住院天數的「住院人日」數據，過去四年的增加幅度只有一一%。

「減少病人住院天數」是許多醫療機構近年來努力的目標，最重要的目的在於讓病人盡快恢復正常生活，就如同中榮在推動每項流程改革時，始終記得：「病人來醫院不是為了留在醫院，而是要健康的離開醫院。」

## 十二個科別導入整合式術前照護

正因如此，過去幾年，中榮擴大導入多項創新的醫療服務，包括整合式術前照護（PERIO）、術前準備中心（PPC）、門診手術（Day Surgery）、術後加速康復（ERAS）等。這幾項醫療服務的共通特徵就在於，透過重整流程與空間，縮短病人住院的時間。

中榮在二〇一八年導入「整合式術前照護」，一開始以外科手術為主，將入院前的檢驗整合在一起，包括將相關檢查集中在同一區域，並使用電子紙檢驗卡來管理資訊。病人不再需要拿著一疊檢驗單到處去做檢查，只要帶著中榮開發的電子紙檢驗卡，每完成一項檢驗，在檢驗站感應後，檢驗所得的資訊就會傳送到電子紙檢驗卡上，並同步輸入醫院檢驗系統，讓病人快速完整的進行術前檢查。

檢驗的時間，也有彈性。

「過去要開刀的病人需要提前住院檢查，但有時檢查後發現無法手術，就等於浪費了時間住院，」醫務企管部主任、也負責尖端醫療發展的蔡鴻文說：「啟動『整合式術前照護』流程後，許多病人很喜歡這樣的做法，因為只需要在開立手術單的十四天內，選擇方便的時間完成檢查，然後在排定手術的前一天確認，手術當天再住院即可。」

中榮的整合式術前照護，初期僅在骨科、耳鼻喉頭頸科、泌尿外科、大腸直腸外科、整形外科等五個科別實施，從二〇二一年底開始，進一步擴大到其他七個科別，包括神經外科、心臟外科、乳房腫瘤外科、一般外科、胸腔外科、小兒外科，以及婦科，到目前為止，共有十二個科別導入。

根據麻醉部主任沈靜慧的研究，就二〇一九到二〇二四年十一月為止，參與整合式術前照護專案的人次，從前兩年每年平均三百多人次，到二〇二二年全年達到一千二百八十八人次、二〇二三年全年達到二千四百九十四人次，二〇二四年一至十一月更高達二千八百七十一人次。

## 術前準備中心，提升檢查和療程效率

而中榮在二〇二二年推出的「術前準備中心」服務，則是針對內科侵入式檢查進行流程改造。

參與術前準備中心規劃的心臟血管中心主治醫師盧雅雯表示，過去如心導管之類的侵入式檢查，病人都需要提前住院，但實際上檢查只需要二十分鐘，治療也只要兩小時，但過去病人卻得提前一天來檢查，在第二天接受治療，第三天才能出院。一個原本只需要幾小時就能完成的治療，卻要讓病人花上三天兩夜。很多病人認為沒必要，但受限醫院規定，只能無奈配合。

本身是心臟內科醫師的陳適安，考察過許多頂尖醫療機構的做法。他認

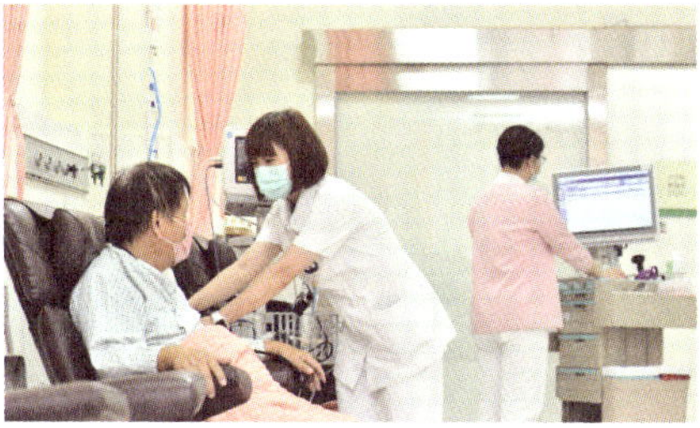

建置完備好執行標準作業流程後，
中榮成立術前準備中心，
提升許多侵入式檢查或療程的效率。

為術前準備中心的推動，有助於提升許多侵入式檢查或療程的效率，但必須把標準作業流程建置完備，提供安全的醫療環境，照顧好病人。

包括盧雅雯在內的團隊深入研究，設計出一套標準作業流程，涵蓋了資訊系統、給藥、傳送、麻醉到檢查的完整作業環節，從病人報到之後的每一個步驟、每一項需要確認的事項都包含在內，每一個環節都有防呆機制，降低任何可能的風險。參與流程規劃的醫務企管部醫務管理師陳韻竹說：「一開始推動時，有醫師擔心安全性等問題，我們以這套標準作業流程來溝通，爭取他們的認同，進而願意參與這個新專案。」

內科系術前準備中心，初期是從心臟內科的相關檢查開始施行，例如心導管等，之後陸續推展到其他科別，包括小兒心導管手術、胸腔內科支氣管鏡、胃腸肝膽科的內視鏡粘膜下層剝離術（ＥＳＤ）與內視鏡粘膜切除術（ＥＭＲ）、肝部栓塞術等。

根據中榮的資料顯示，導入術前準備中心的隔年，二〇二三年，採用新流程服務的病人已達到二千八百零八人次。盧雅雯說：「過去也有其他醫學中心想推術前準備中心，但就我所知，到目前為止，在臺灣還是只有中榮成功導入。」

## 門診手術讓病人盡快回復正常生活

除了上述兩個服務外，因為醫療技術的進步，中榮也導入門診手術，讓一些原本必須住院才能做的手術，在門診時即可完成。

負責推動門診手術的蔡鴻文表示，「就像整合式術前照護與術前準備中心對病人帶來的好處一樣，門診手術讓病人不需要曝露在有感染等風險的醫院環境中，可以快速得到治療，更快回復正常生活。」

目前導入門診手術的科別，包括泌尿科、骨科、一般外科。其實，許多科別的手術已經都可以採用門診手術，但要擴大推行，必須考慮手術房與恢復室是否足夠。蔡鴻文說明進行中的計畫，「中榮在第三醫療大樓中，已經置入門診手術需要的空間，未來完工啟用之後，將進一步擴大服務量能。」

## 術後加速康復，術前就開始布局

在術後照護的流程創新上，例如「術後加速康復」，中榮也有領先其他醫學中心的進展。「術後加速康復」的名稱雖然指向「術後」，卻是從術前就開始為病人的康復預作準備，透過完整的計畫，包括術前衛教、營養補充、運動訓練與心肺功能訓練等，提升免疫力與生理機能。而在手術過程中，也透過精準調整麻醉藥物劑量，合併雞尾酒式止痛方案，讓病人在手術後「不痛、不暈、能吃、能喝，還能動」。

這樣的照護流程，幫助許多病人手術後更快康復。根據沈靜慧提供的資料，在中榮手術住院的病人中，沒有選擇「術後加速康復」服務的病人，住院天數平均為九．四天到一九．六天，但採用「術後加速康復」的病人，住院天數明顯縮短至七．八天到一一．一天。

沈靜慧表示，「中榮在術後加速康復上起步得很早，我們在二〇一九年就開始推動，近兩年來，有愈來愈多醫院看到推動的成效顯著，開始與我們討論要導入推動術後加速康復的做法。」

從成立門診管理中心，改制設立門診治療中心，擴大整合式術前照護、內科系術前準備中心、門診手術、術後加速康復的適用範圍，到推動一站式出院服務，衡量這些成果的指標，或許是門診人數、住院天數、病床周轉率等，但實際施行後所產生的效果，卻是病人體驗的升級與優化。

從門診等待時間縮短、接受化療的同時仍可維持正常生活，到不再因為被臨時通知家人可以出院而手忙腳亂的請假，中榮推動的多項流程改造，為病人與家屬創造的效益，已經遠超過醫院評鑑數字可以度量的範圍。

經由這一系列「以病人為中心」的流程改造，為中榮創造的價值，不只是營運效能的提升，更包括讓病人放心將自己交託給中榮的信任。

# 第4章

# 沒有最好，只有更好

**透過精確的數據，定義每一個環節的運作狀況，**
**直接切入重點問題，**
**就能突破瓶頸，達成更好的執行成果。**

「等病床」這件事，許多民眾並不陌生，不論是自己或親戚朋友，多半都有這樣的經驗。特別是在急診室，許多病人與家屬除了要忍受病痛之苦，還因為等不到床位而心急如焚。

根據衛生福利部中央健康保險署在二〇二三年十二月發布的〈全民健康保險監理指標之監測結果報告〉，自二〇二一到二〇二三年，連續三年，臺灣醫學中心的二十四小時急診滯留率都在六%以上，二〇二三年雖然略微下降，仍高達六．三六%。

二十四小時急診滯留率六%代表的意義是，在一百位因緊急狀況到醫學中心尋求急診的病人中，至少有六位會滯留在急診室超過二十四小時，無法被收治入院或完成診療離院。

## 從墊底變第一名

六%看起來似乎不高，但換算成絕對人數，就很可觀。從健保署的報告中可以看出，過去三年，每年平均有超過十萬名病人，被迫留在急診室超過二十四小時。如果把這些書面上的數字轉換到現實世界中，就是許許多多因為病床不足與流程缺乏效率，只能躺在急診室等待病床的病人。

事實上，同樣都是醫學中心，在急診滯留率的改善腳步上，有著極大落差。中榮也曾經是臺灣醫學中心急診滯留率的倒數「第一名」，即使以衛福部規範中較寬鬆的「醫學中心評鑑基準急診四十八小時置留率」來看，也一度高達九%，由此可知當時中榮急診室經常塞爆的窘境。

但經過多年的接力改革，中榮先是從排名墊底到進步幅度最大，更在完成最後一哩路之後，四十八小時急診滯留率降到〇%，而以更高規格的二十四小時滯留率來看，則是降到一%上下，成為全臺急診處置效率最佳的醫學中心。

如此顯著的變化，讓其他醫療機構紛紛打聽：「中榮到底用了什麼方法，從墊底變成第一名？」

## 沒有拒收病人的權利

相較其他類型的醫療機構，醫學中心的急診滯留率居高不下是有原因的。

地方型、區域性醫院，如果有無法承接的急診病人，可以建議他們轉到醫學中心。但醫學中心是民眾遭遇緊急狀況的最後靠山，沒有拒收病人的權利；另一方面，醫學中心的病床供給長期吃緊，急診病人如果需要住院，醫學中心也可能無法立即有病床可以收治。

經手多項流程改造的醫務企管部主任蔡鴻文就說：「急診滯留率是醫院的門面，也是衛福部持續監控的指標。醫學中心沒有拒收病人的權利，雖然來急診的病人有很多類型，但都必須提供有效率的醫療服務。」

以中榮過去十多年的急診滯留率來看，在二〇一三年，四十八小時急診滯留率曾高達九．二八%，是全臺灣醫學中心裡表現最差的，而且是連續第二年墊底。

前任院長許惠恒為改善這個問題，在二〇一五年底成立精實急診會診流程專案團隊，希望將四十八小時急診滯留率降到二%以下。

許惠恒與團隊推動的急診流程改善作業，確實逐漸產生效益，中榮四十八小時急診滯留率在二〇一五年降到五．八六％，排名全國第五，而後一路降低，二〇一九年降到二．六一％，成為當年度進步幅度最大的醫學中心，之後也一直維持在二％上下。

與其他醫學中心相比，這時的中榮表現其實不算差，有些人甚至認為，在有限的資源下，這可能就是中榮能做到的最好水準。

但是，「沒有最好，只有更好」，是陳適安與團隊過去幾年檢視流程改造時秉持的信念，特別是針對那些能讓醫院脫胎換骨的關鍵環節，陳適安的堅持不只是為了解決眼前的問題，更要打下未來發展的地基。

直到現在，陳適安還記得一通電話給他的震撼。他回憶，自己剛上任時，一位在地的朋友來電，一接起電話，陳適安就聽到對方怒氣沖沖的聲音：「院長，你來中榮是真的要好好做？還是只是假裝一下？我認識的人在你們急診室躺了三天兩夜還沒有病房，你說你要改變，我看不到你們的改變在哪？」

「我非常驚訝，因為我這位朋友是地方的重要人士，如果連他都會遇到這樣的問題，那一般民眾有多痛苦？」陳適安當時就認為，「雖然中榮急診滯留率已有明顯改善，但顯然對病人而言，還不夠好！」

## 先解構再重構，讓弱點變亮點

中榮急診滯留率的改善計畫，從許惠恒擔任院長時推動的精實急診會診流程專案開始，將四十八小時急診滯留率降到二%做為目標，搭配提升病床周轉率，以解決急診流程效率的問題。

當時中榮啟動了一連串急診流程改善作業，其中包括增加處理急診病人的人力，建立一組人專門照顧檢傷分類後認定為輕症的病人，讓原有急診人力專注處理急重症，同時強化診斷、分科、收治住院的效率，並建置急診即時訊息儀表板，讓急診過程中的資訊一目瞭然，以提升急診前端的病人流處理效率。

而在後端病床流部分，則是導入統一簽床系統、推動多項可降低住院天數的專案，包括整合式術前照護及術後加速康復等。

這些做法也確實有用，讓四十八小時急診滯留率降到二％上下。但實際上，還是有病人留置在急診室超過四十八小時，甚至更久。統計數字與實際狀況間的落差，就是陳適安認為「還不夠好」的空間，也是中榮改革過程中的「深水區」。

也因為如此，陳適安決心從改變結構性問題著手，讓急診滯留率不但不是包袱，反而變成精準掌控醫院全方面營運流程的監測指標。

首先，陳適安以高於衛福部的標準，要求將急診滯留率標準由四十八小時改成二十四小時。

他認為，四十八小時急診滯留率〇％，是做為國家級醫學中心的基本要求，二十四小時急診滯留率降到二％以下，才能真的讓病人不再受苦，這也是中榮追求管理效能極致化的目的。

其次，在某些關鍵環節，因為結構性問題讓流程持續優化出現瓶頸，因此，必須先解構卡住的環節，再以新的思維建構流程，包括急診室前端及後端流程的同步改革。

在急診室前端，若要進一步提升診治效率，檢驗與次專科的配合是關鍵，因此，陳適安在宣布以降低二十四小時急診滯留率做為指標後，也同步推動檢驗速度與次專科會診巡診頻率的提升。

急診部主任林子傑說：「根據衛福部的規範，檢驗報告只需要在三小時內提供，但現在中榮的要求是一小時，好讓急診專科醫師更快做出診斷。而在次專科會診巡診部分，則是要求各個次專科在科內建立制度，提升與急診配合會診的效率。對於已由急診診斷後歸給各部科的病人，則是要求提升巡診頻率，由次專科醫師即時觀察病人的臨床病況，以判定是否需要進一步住院治療，或可在用藥後讓病人離院。透過這些規範，強化了急診、檢驗、次專科之間的合作緊密度，縮短病人等待的時間。」

中榮能夠做到急診檢驗一小時內就提供報告，除了目標的要求外，更重要的是檢驗量能與檢驗流程的提升，而高度自動化是其中的關鍵因素。一般檢驗科主任謝獻旭表示，「從最基本的自動給管機，到新近成立的全自動智能檢驗室，都讓整體檢驗效率大幅提高。」

## 檢視每一個環節

相較於急診前端處理的是病人流的收治，後端的作業更為複雜，需要解構重建的環節更多，而比起過去的改革做法，這一次中榮做得更細緻，也更極致。

中榮建立了一套以即時數據為基礎的流程檢核系統，從病人掛號檢傷進入急診診療流程開始，到最後收治入院、進入病房，每一個步驟都設有作業標準時間，有實際數據可查，也有負責的窗口可以被追蹤檢核，而且所有資訊都可能即時查詢。只要發現異常，順著流程回溯，就能知道問題出在哪裡。而這也代表，任何一個環節沒有按照流程規範的時間或步驟進行，都無所遁形。

主導設計並督導落實這套流程的蔡鴻文說：「有數據才能管理，我用一張圖，把急診流程的每一個節點列出來，加上每一個節點作業的時間標準，包括病人與病床行經每一個節點的時間戳記，然後把這套流程資訊化、視覺

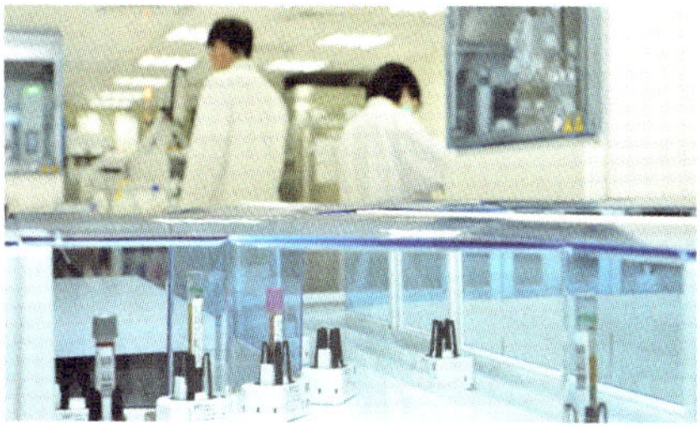

設置全自動智能檢驗室，
讓檢驗高度自動化，
是中榮提升檢驗量能、流程的重要一環。

化，相關主管都可以看到即時運作的狀況。」

這套流程系統的用處，不只在於規範每一個節點的工作必須準時完成，更可以產生並行作業的效率，也就是當病人進到某一個節點時，另一套系統已經為接手病人做準備，這中間同步進行的作業時間，就是透過這套流程可以省下的時間。

蔡鴻文舉例，「當病人完成診治分科，管理病床流的運籌系統就開始啟動，通知負責運送病人的人員在明確時間前到達接送，負責病床整理的人員，要在規定時間前完成準備。」

## 環環相扣的流程改造

在中榮的流程改造工程中，任何一項優化，從來都不是單點突破的思考，而是環環相扣、步步到位，也因此，雖然陳適安切入深水區處理急診滯留率，實際上卻有更全面的規劃，從急診的病人流與病床流開始，將改革力道延伸到提升全院病床周轉率。

事實上，造成醫學中心急診滯留率居高不下的另一個原因，也是所有醫學中心真正的痛點，就是病床周轉率。林子傑說：「要讓需要住院的急診病人在二十四小時內住院，最大的瓶頸還是在床位是否足夠。如果後端已經滿床，前端急診效率再好都沒有辦法。」

每每談到簽床系統與病床周轉率，蔡鴻文都會開玩笑說：「再給我五百床，什麼事都很好做。」

這句玩笑話，其實是所有醫學中心的共同心聲，被批評醫療服務成效不彰時，「床位不夠」也是大家最常拿出來說明的理由。但資源永遠有限，因此需要提升管理效能，突破那些「以為」被資源限制的瓶頸，陳適安與中榮團隊就是這麼做的。

為提升病床周轉率，中榮做了幾項重要改變，包括推動全院簽床系統的精實化，導入創新概念的醫療服務、幫助病人減少住院天數，以及提升週末假日占床率、提升出院流程辦理效率等。

由大處著眼，從小處著手，中榮將影響病床周轉率的因素，具體化為不同流程與環節，再逐一著手調整。

## 全院簽床制度，讓消失的病床出現

中榮自二〇一五年開始推動全院簽床制度，改變過去由各部科管理病床的做法，而由院部統一管理，更有效的利用整體病床資源，特別是針對那些「消失的病床」。

許多醫院中都有所謂「消失的病床」，指的是系統上顯示為空床，但真的需要收治病人入院時，卻找不到病床可用的窘境。會出現這樣的狀況，是各部科為因應特殊需求或已排定的手術，不願釋出提前保留的病床，但如此各行其事，在組織中就會形成無法有效運用資源的浪費，進而造成「病床空著、病人等著」的怪象。推行全院簽床制度的目的，就是要消除這個長期存在的問題。

但如同任何計畫一樣，實際執行才會知道哪裡有問題。負責管理全院簽床系統的蔡鴻文說：「最早期負責簽床的同事，經常哭著上班、哭著下班，因為總會有人打電話來要求例外處理。」

在許惠恒擔任院長期間，中榮開始推動全院簽床制度，讓提升病床周轉率的努力有了好的開始。一旦簽床中心同仁收到例外處理的要求時，院長就是他們的靠山，那些要求必須先過院長這一關。

陳適安接任院長之後，所有計畫、規範的紀律更明確，全院簽床平台運作也是如此。

蔡鴻文說：「以前可能還有人會心存僥倖，想試試運氣，但現在幾乎沒有。因為大家都知道，在中榮，陳院長強調的紀律是用來遵守，不是拿來參考的。」

透過全院簽床系統確立病床進出管理後，陳適安同時著手降低病人住院天數，更徹底的推動整合式術前照護、術後加速康復、術前準備中心、門診手術、門診治療中心、一站式出院系統等多項醫療服務，不僅幫助病人更快出院回復正常生活，也推升醫療資源的使用效率。

對於只擁有一千六百多床的中榮而言，這些新興醫療概念服務所帶來的效益，確實非常可觀。

檢視醫院二〇二〇到二〇二三年的醫療服務營運指標，就可看出有多大的改變。這四年間，就診人次增長了二五%，但二十四小時急診滯留率卻降到一%以下，顯示急診運作效率大幅提升；另外，住院人數成長了二八%，占床率也由八四·三五%升高到九三·三三%，但平均住院天數由六·四五天降到五·四七天。

## 到急診室睡一晚

在推動變革的過程中，造成失敗的原因不一定是制度設計的問題，許多是執行上出了差錯，不是沒有精準到位，就是缺乏紀律。

在推行全院簽床制度時，蔡鴻文就很有感觸，「制度推行不能容許例外，就像破窗理論的道理一樣，只要一扇窗破了，整條街的窗戶很快都會被敲破。這就是為何陳適安院長要求，不論我們做什麼事，永遠要把精準與紀律放在前面。」

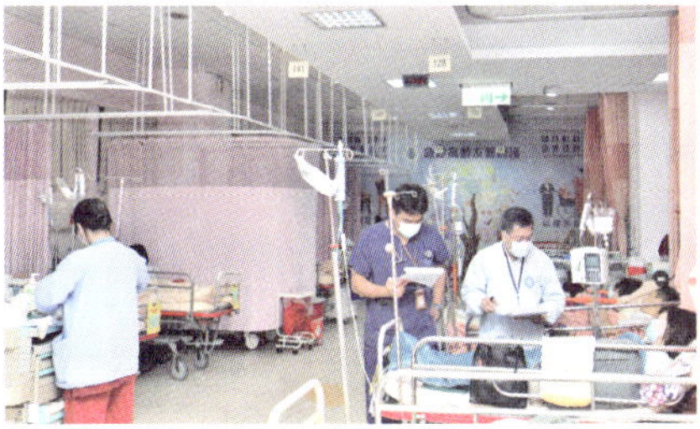

中榮經過多年的接力改革，
急診室的24小時滯留率降到1%以下，
是全臺急診處置效率最好的醫學中心。

在提升急診效率的期間，陳適安經常到急診室查看，有時和病人聊聊他們的病情與得到的照顧，有時與醫護人員討論有無需要幫助的地方，有時親自從第一張病床查到最後一張病床，了解所有流程是否順暢。

陳適安說：「只要看到有病人好像已經等了一段時間，我就會問那位病人的狀況怎麼樣，接下來怎麼安排診療。」

提到改革急診滯留率的必要性，陳適安難得流露出情緒。

「我看到有病人要留在急診室過夜，看到家屬在旁邊不知所措，我非常難過，甚至曾經忍不住跟主管說：『臺中人難道是這麼可憐嗎？一定非得在急診室過夜不可嗎？』」

在中榮急診室積極推動降低急診滯留率到最低的那段時間，陳適安經常不定時到急診室探查，有時白天去，有時晚上到，有時甚至是半夜去，透過走動式管理，急診室的狀況愈來愈少。

而當陳適安發現，有些病人遲遲沒有被收治入院或完成診治出院，是因為一直等不到次專科來會診，他就告訴負責的主管：「如果次專科醫師沒有按照規劃的時間來急診巡診、會診，讓病人因為這樣必須在急診室過夜，我就陪負責的次專科主管到急診室睡一夜，我們一起感受在急診室過夜是什麼樣的感覺。」

對此政策很有感的林子傑說：「但還好的是，到目前為止，還沒有主管因為這個原因要來急診室跟我們一起過夜。」

## 數據資訊透明，幫助解決問題

為了提升落實的程度，中榮還將「眼見為憑」的數據做為基礎，精準檢視每一個環節的執行效率。

蔡鴻文說：「我們把系統數據串聯起來，創造一個高度透明、高效溝通的平台。因為透過數據，可以精準定義每一個環節的運作狀況，不用爭論到底好還是不好，直接切入重點，解決真正的問題。」

中榮這套整合病人流與病床流的流程系統，出自「精實管理」（Lean Production）的概念。

這項由豐田汽車在一九九六年提出的概念，來自於豐田「今天比昨天更好，明天又比今天更好」的自我要求，就如同中榮在這波改革中所追求的極致化管理效能一樣：「沒有最好，只有更好。」

這套系統讓中榮的急診滯留率一舉突破瓶頸，根據院內二〇二三年績效評核報告書的內容，當年度四十八小時急診滯留率為〇．〇〇三％，較前一年度〇．一％大幅下降，而以更高標準的二十四小時急診滯留率來看，當年度則只有〇．七四％，與前一年度四．一一％相比，進步幅度更為驚人。而不論是四十八小時或二十四小時，在全臺灣醫學中心評比中，中榮都穩居第一，而且遙遙領先。

如同陳適安帶領團隊啟動變革之初的想法，變革不是為了顛覆過去，而是創造未來。

從重新設定二十四小時急診滯留率為標準開始，先解構再建構，重新定義的變革工程藍圖，讓中榮突破瓶頸，在達成優質管理的最後一哩路上全力衝刺，而環環相扣、步步到位的執行，確保了團隊即使不斷加速，依然能夠不偏不倚的穩定前進。

# 第3部

# 升級——接軌未來醫療

升級，是組織推動變革的過程之一，不只是精益求精，更是開創新局，而臺中榮總的新局，就從未來醫療的升級開始。

中榮的變革重頭戲，在於推動全方位醫療的飛躍升級，他們的目標很清晰，就是打造一座以未來醫療為發展主軸的國際級醫學中心。

在急如星火的抗疫行動中，中榮鍛鍊出一支足以面對持續升級挑戰的強大團隊，進而迸發出推動未來醫療的豐沛能量。

從廢除KPI制度，轉而針對智慧醫療、尖端醫療、精準醫療、再生醫療在內的未來醫療方向，要求各部科基於各自專業提出發展項目，並快速導入執行；再加上一連串的流程改造與資源整合，中榮院長陳適安一步步讓未來醫療的種子，在院內遍地開花。

# 第1章

# 大疫當前的壓力測試

**了解全球最新研究並交流，**
**讓中榮團隊在面對新冠疫情時，**
**防禦及治療病毒的能力持續升級。**

就在臺中榮總緊鑼密鼓啟動多項變革、逐步凝聚共識之際，一場不在計畫中的壓力測試，驟然而至。

二〇二一年五月，臺灣新冠肺炎疫情快速升溫，中榮迅速整備就緒，全體投入抗疫。在嚴峻的疫情中，每項任務都十分艱鉅，在外人眼中都是「不可能的任務」。

中榮不只執行多項抗疫任務，成功守護中部民眾的健康，更在來勢洶洶的疫情危機中，將團隊實力拉升到另一個層次，許多其他醫療機構做不到的事，他們不但做到，並且達到更高水準，成為中榮實現全方位醫療飛躍升級的起點。

## 將防疫抗疫化為轉型升級的助力

二〇二〇年，新冠疫情開始在全球各地蔓延，經歷過SARS的臺灣社會，更是繃緊神經、全面戒備。

那一年的農曆春節前夕，配合中央流行疫情指揮中心在一月二十三日將疫情等級提升至二級，做為中部唯一國家級醫學中心的中榮，也在當天召開第一次防疫會議，成立防疫應變中心。儘管當時全球疫情如滾雪球般愈滾愈大，但在對病毒特性所知不多的混亂中，臺灣硬是守住了與病毒作戰的第一場勝利，而中榮就是守護中部民眾健康的關鍵力量。

陳適安在二〇二一年一月就任中榮院長，從上任開始，他就清楚知道，新冠疫情將是他與團隊共同面對的第一項挑戰，但更重要的是，轉型變革必須同時繼續推進，進而讓團隊在共同目標下，將防疫抗疫轉化為轉型升級的助力。陳適安下定決心，要帶著中榮用不一樣的思維與做法，打贏這場抗疫之戰。

儘管當時臺灣疫情相對平穩，但長期處於國際前沿醫學研究的訓練，讓陳適安很早就意識到，在這場抗疫戰爭中，臺灣也許能夠以時間爭取更多空間，但終究要與病毒正面對決。也因此，陳適安第一次主持防疫會議時就強調，中榮要做的防疫準備，除了人員、物資、設備等的整備，更必須掌握全球最新研究進展，包含病毒株變異、疫苗特性、藥物效果、治療方法、公共衛生政策等，為民眾做最好的健康防護。

當時陳適安剛上任，有些同仁不清楚他的經驗，對他提出的要求半信半疑，但開了兩天會議後，大家就發現，院長討論的問題方向都基於最新的國際醫療報導，也理解到，防疫準備的重點，在於及時跟上全球最新防疫進展。陳適安說：「這個病毒變化太快，絕對不能閉門造車，而是要緊跟最新研究報導，才能做好準備。」

## 跟上國際研究的防疫會議

當時，每一次院內的防疫會議都像是國際研討會，每一個部科負責人被要求的報告內容，不只是防疫工作的準備進度，更重要的是各自領域的全球最新研究報導，然後透過交流，讓團隊防禦及治療新冠病毒的能力持續升級。

除了跟進最新的研究進展，團隊也針對多個不同領域的新冠相關研究做出貢獻，根據中榮二〇二三年工作報告，從二〇二〇到二〇二三年，共計發布八十篇「科學引文索引」（Science Citation Index, SCI）論文，單單二〇二三年就有三十六篇。

與國際接軌的視野，加上不因疫情而停下的研究腳步，就是中榮在這場抗疫團隊戰的基調，而由此逐步累積的能力，在二〇二一年五月臺灣新冠疫情快速爆發的挑戰中，成為團隊展現卓越醫療專業的關鍵。

## 承接北病南送，三天完成負壓隔離病房

隨著新冠疫情的全球持續擴散，在堅守一年多之後，臺灣終究難以避免遭遇確診潮的挑戰。二〇二一年三月底，確診病例數持續增加，很快的，在四月與每日數以萬計的確診爆發潮正面遭遇。

隨著北部確診病例快速增加，醫療院所量能開始嚴重超載。在此之前已經有所準備的中榮，在五月底接到衛福部指派的北病南送任務，承接部分自北部移轉的新冠重症病人。團隊在五月二十六日接到通知後，短短三天內，從負壓隔離病房、專責病房區域重新改裝，到人員、物資、治療機制，

就全部到位，合計新增二十張負壓隔離病床、九十九張一般隔離病床。五月二十八日白天通過衛生局審核、確定可收治病患後，第一位北病南送病人，就在當天晚上十一點半抵達中榮。

過去可能需要一個月、或更久才能完成的隔離病房改裝工作，中榮不到三天就完成了這項「不可能的任務」。工務室設計施工組組長陳昭仁說：「這是我公務生涯中，第一次根據採購法動用緊急採購，在院長與長官的支持下，我們找了幾家廠商一起幫忙，在整個中南部到處調料、調人，從五月二十六日進場後就開始二十四小時趕工，不只在院內，就連承包廠商也在工廠裡二十四小時趕工製作，再運到院內安裝施工。」

在中榮編著的《記疫永存～二〇二一戰疫歷程全紀錄》中，記錄了團隊在二〇二一年疫情高峰期的抗疫故事。許多原本在北部醫院已陷入昏迷的病人，醒來時發現自己身處中榮，自然會驚慌失措，其中許多病人還有其他疾病或特殊狀況，在治療方案上更需要特別設計。

中榮成立專責團隊，每天早上七點半召集相關部科，討論每一位重症病人的治療方案，並在每天舉行的防疫會議中報告，以匯集全院資源，提供必要協助。

事實上，當時中榮收治的北病南送個案中，有十九例都屬於情況危急的重症病例。第一位病人甚至是剛進醫院大門，就需要緊急插管治療，而捉摸不定的新冠病毒，常常導致病況快速變化，不斷考驗團隊的應變與專業。

## 零死亡率的背後，精準與快速的應變

有一位重症病患在順利脫離呼吸器五天後，已開始復健，準備出院，結果突然又出現呼吸困難的症狀。負責醫師判斷病人疑似肺動脈栓塞，立即找來心臟科等團隊會診，以高度防護隔離施行電腦斷層掃描，同時由心臟科醫師安排心臟超音波等相關檢查並進行治療。過程中，病人病情多次反覆，歷經出血與呼吸衰竭等危急狀況，但在醫護團隊快速調整治療方案的努力下，最後化險為夷，平安出院。

另一位重症病人則是在治療過程中突然半側癱瘓，疑似出現腦中風，神經科醫師判斷病人需要做核磁共振檢查。當時考慮到傳染風險，許多醫院幾乎都停止這項檢查，但中榮感控科、神經科、重症治療團隊在參閱相關文獻與最新研究後，決定排除萬難為這位病人進行核磁共振檢查，這也是疫情期

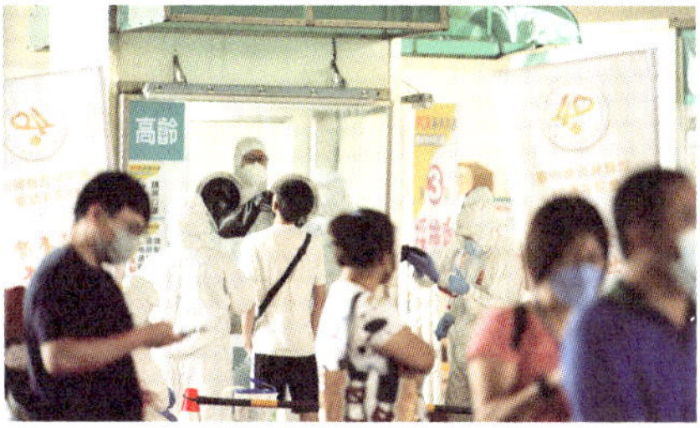

在新冠肺炎疫情期間，
不管是篩檢設備或人員，
中榮很早就準備到位，
也因此，能達到一天檢測量兩千例、
全臺第一的成績。

間臺灣第一例新冠確診病人的核磁共振檢查。也因為團隊的不放棄，透過核磁共振檢查確認病人的出血部位與程度，讓神經科醫師得以快速處置，病人也及時獲得治療。

類似這樣病情複雜、病況反覆的新冠確診重症案例，在中榮接手照顧的病人中並不少見，幸好透過同仁的努力，最後都康復出院。

內科部主任吳明儒回憶當時的狀況，「我們每天晨會在傅雲慶副院長指導下，會討論每一個病人的治療方案，寧願多做檢查幫病人找到潛在風險，也絲毫不敢大意。」

除了每天討論治療方案，感染科主任劉伯瑜認為，組成整合式照護團隊也是成功救治病患的關鍵。他說：「病人的病況瞬息萬變，必須有最新的治療方案做為對策。當時我們是在與一個進化很快的物種對抗，單靠個人力量絕對不夠，必須發揮群體力量來抗衡。」

感染管制中心主任陳伯彥認為，中榮之所以能在抗疫過程中有出色表現，來自於全方位的防疫與抗疫思維邏輯，以院部為中心，直接指揮感染管制部門、執行部門、後勤部、行政部四大單位，由上而下的快速決策，搭配橫向快速連動合作，展現了極高水準的應變效率。

細數當時承接北病南送的病人痊癒狀況，陳伯彥說：「當時中榮共收治四十九位確診病人，並達成零死亡率。第一位由北部轉送來的確診者，經過插管六天搶救後，順利拔管自主呼吸，並在之後康復出院。」

這些數字證明中榮之前的準備不只到位，而且精準，因為緊盯國際最新研究進展，讓團隊從流程到治療都有領先的做法，反映在實際成效上，就是病人都順利康復出院。

## 全臺第一的ＰＣＲ檢測量能

在疫情期間，各家醫療機構都承擔了極大的工作量，ＰＣＲ檢測更是重中之重。因為ＰＣＲ檢測結果不單與治療相關，基於整體防疫需求，避免原本就屬於高風險場所的醫療機構發生群聚感染，它也是當時日常臨床醫療服務的必要程序。

而在二〇二一年第二季臺灣疫情爆發後，隨著確診人數快速增加，PCR檢測量能更是明顯吃緊，各家醫院都在搶試劑、搶設備。中榮雖然不免緊張，卻沒有過多壓力，因為無論是設備或人員，中榮在疫情爆發前都已準備到位。

一般檢驗科主任謝獻旭說：「院長認為臺灣的疫情遲早會爆發，因此很早就提出啟動二十四小時檢驗量能的準備。在院長的奔走協調下，我們爭取到二十五台LIAT PCR檢驗設備，可以在三十分鐘完成檢測報告，這對於部分急重症病人有非常大的幫助，就跟中風或心肌梗塞的病人一樣，愈快接受治療，癒後的情況就愈好。」

當時跟時間賽跑的，不只是與病毒拔河的臨床醫療人員，更包括一群沒日沒夜在實驗室進行病毒篩檢的醫療檢驗人員。

謝獻旭表示，「在人員調配上，我們除了原本的醫檢師同仁外，也有具備醫檢師資格的研究部同仁支援，加起來大概有十三位，他們連續三個月輪班支撐起二十四小時檢測的工作。」

也因此，中榮一天的PCR檢測量能達到兩千例，是全臺第一。

## 練出承接大規模檢驗工作的能力

除了增加設備與篩檢人員外，資訊科技也是中榮的一大利器。

例如，優化檢驗結果的通知流程，在符合防疫中心通報的規範下，讓醫護人員能夠盡快確認狀況。

另外，資訊室也在更多細節上落實數位化無紙流程，例如所有檢體採檢不再需要填寫檢驗單，而是利用系統所產出的條碼，在第一關確認病人資訊無誤後，後續流程就可以透過讀取條碼取代反覆確認的工作，一方面降低接觸風險，一方面也減少醫事人員的負擔。

經過疫情最嚴峻的這段時期，中榮醫檢團隊不只練出全國第一的PCR檢驗量能，也練出承接大規模檢驗工作的能力。例如二〇二二年五月底與臺中市政府合作，在中央公園開設大型篩檢站，每日平均篩檢量能突破千人，從五月二十日到六月六日，共完成一．二萬人次的篩檢。

## 破紀錄的萬人疫苗接種

二〇二一年五月後，隨著疫苗逐步到位，加快全民接種就成了當時的重要工作。如同在北部疫情最緊急時承接北病南送任務一樣，做為中部唯一國家級醫學中心的中榮，在施打疫苗的工作上也承擔起更大的責任。

中榮在二〇二一年八月底，達成一日超過六千人的施打紀錄，但為了讓更多民眾更快完成疫苗接種，陳適安在九月更進一步擴大規模，開出一天一萬人的疫苗施打量能。

負責規劃疫苗施打工作的家醫部主任許碧珊，回憶當時的狀況，從物資盤點、人員安排、施打量能目標設定等，每項工作幾乎是二十四小時在推動，大家都在跟時間賽跑、跟疫情賽跑，她完全沒想到還要跑更快。

「原本我們一開始規劃的疫苗施打規模，一天約在六千人左右，在跟院長報告後，院長問我：『這樣打得完嗎？民眾想打疫苗的需求要盡快滿足，要不要開一個一萬人的場？』」

要達成這個目標，需要許多橫向溝通，也有許多細節需要調整，大家聽了都倍感壓力，卻沒有拒絕。許碧珊說：「院長下決定很快、給資源也很快，給了我們勇氣，就這樣，我們一起達成萬人施打的目標。」

當時中榮團隊以研究大樓為場地，連續施打十八天疫苗，規模超過六千人的至少有五天，每天都是不見天日的工作。負責安排疫苗施打流程的護理部督導長劉錦鳳說：「除了前一天就要備好疫苗外，而且，一開封就要在六小時內打完。每天早上七點，我們開始就位抽藥，全部施打結束後還要結算整理，檢查是否有異常狀況，從早上七點工作到晚上十一點是家常便飯。」

這期間，陳適安每天早上、晚上收尾甚至中間時段，都會到現場探視同仁；擔心大家工作太辛苦，沒時間好好吃飯，他要求在醫護休息區隨時提供各式各樣的食物和飲料。

一場史無前例的全員投入，不僅幫助民眾獲得健康保障，更成為中榮打磨團隊精神的最佳平台。

想起當時不分彼此的合作，劉錦鳳現在講來還是充滿感動，「當初這被認為是不可能的任務，但最後我們完成了。就像破繭一樣，經過這次之後，感覺我們沒什麼事是做不到的，也因為革命情感而更團結。」

許碧珊也有相同的體會，「原本彼此之間不熟的主管，因為一起完成這麼多艱難的任務，更了解彼此的長處與能力，對未來可能的合作，會有很大的幫助。」

除了創紀錄的疫苗施打規模外，中榮也在疫苗施打的流程與做法上，有與眾不同的創新。

以施打步驟來看，中榮導入智慧科技優化流程的效益，在此充分展現。

劉錦鳳說：「一開始要以身分類別確認施打資格時，都得人工確認，後來資訊室開發了一套系統，直接用健保卡報到，同時確認施打資格，減輕第一線人員的工作負擔。在大批量施打時，原本需要另外安排窗口登記每人施打的疫苗批號，但資訊室直接透過系統串接，在醫師問診開立施打疫苗時，自動帶

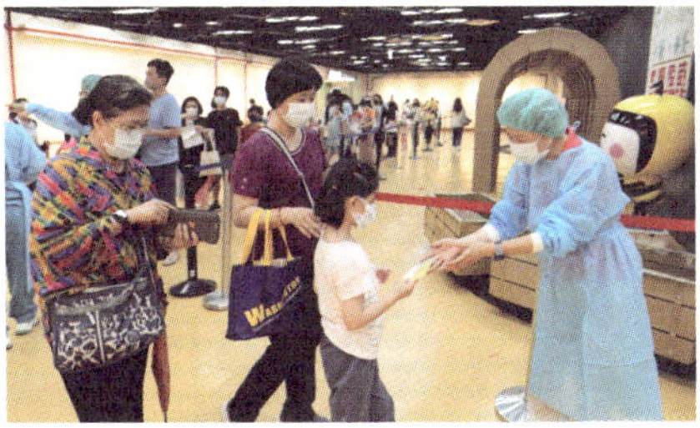

中榮與臺中市政府合作，
選定科博館裡有恐龍造景的地點，
做為疫苗施打場地，
讓小朋友消除恐懼。

入疫苗批號，就不需要人工輸入，也不用讓民眾多停一站。」

創新還不止於此。中榮是全臺唯一以雙主治醫師模式，為孕婦提供疫苗施打諮詢與照顧的醫療機構。針對同樣也是弱勢族群的孩童，中榮則是與臺中市政府合作，選定國立自然科學博物館裡有恐龍造景的地點為疫苗施打場地，讓小朋友在有趣的環境下打針，消除他們的恐懼。

## 全臺唯一 提供抗病毒藥的給藥得來速

中榮在疫情中成為中部民眾最堅實的依靠，因為陳適安帶領團隊投入抗疫防疫的信念非常清楚，就是要照顧需要照顧的民眾。

在《啟動未來醫療：臺中榮總四十年的蛻變與開創》書中，提到中榮與市政府合作，在中央公園開設大型PCR篩檢站與給藥得來速的過程。陳適安說：「現場有很多感冒發燒的老弱婦孺，他們需要藥物，也需要協助，這些被其他醫院拒收的人，知道中榮在中央公園設篩檢站，一早就來排隊，早上九點鐘不到，五百個號碼牌全被領光，人潮綿延數百公尺。」

「以病人為中心」，是陳適安推動中榮多項變革時始終不忘的初心，也因此，當臺中市政府請求協助時，中榮再度義無反顧的承擔責任。除了開設大型PCR篩檢站外，團隊在中央公園開設的給藥得來速，更是全臺唯一願意提供抗病毒藥的給藥得來速。

陳適安認為，許多來到給藥得來速的病人都是老弱婦孺，他們是最需要醫療照顧的健康高風險弱勢，如果不能提供有效的藥物，就失去了給藥得來速的設置意義。

盤點在中央公園設置給藥得來速的成果，藥學部主任吳明芬表示，「在這十八天裡，最多時一天有七百多位民眾領藥，累積服務人數達到八千八百二十一人，而領取抗病毒藥的民眾則有一千零五十三位。」

抗病毒藥物的使用，需要經過詳細問診，同時了解病人的用藥紀錄，才能給予正確的用藥指引，整體給藥流程比單一症狀的給藥複雜許多。

也參與這項工作的許碧珊說：「當時許多診所都不太敢開抗病毒藥，因為這個藥會和許多慢性病藥產生衝突，但我們考慮的是病人的需要，如同陳院長所說的，我們要精準給藥，就是要讓高風險個案能夠取得需要的藥物，同時照顧他們用藥的安全。」

而相較於在醫院裡，在戶外開設給藥得來速，需要克服的流程問題更多。例如必須確保網路連線穩定，讓醫師可以在問診時同步連到雲端病歷，了解病人的病史與用藥紀錄。又或者，為避免病人在大太陽下等候時間過長，就要有與在醫院內備藥不同的準備。

吳明芬說：「為了確保用藥安全與流程效率，藥學部團隊會先在院內準備不同抗病毒藥的套組，包含藥物與完整的用藥指引，讓醫師開立處方時，可以直接勾選適合病人的套組。而透過資訊系統的串聯整合，醫師可以連上雲端看到病歷與用藥紀錄，透過問診與評估後，開立病人所需的藥物。」

回顧那一段時間，許多參與其中的同仁說：「在抗疫過程中，我們完成了很多不可能的任務。」也有員工說：「我們做了很多不一樣的事，不再是大家印象中的公務人員。」更有人說：「與時間賽跑的抗疫工作，是一場最有效的團隊建立（Team Building）過程，讓我們做好快速變革的準備。」

一場世紀大疫，展現了中榮優異的專業能力，也讓人看到中榮潛藏的無限可能，「同島一命」的醫療服務信念，團結所有人的心，更凝聚起團隊攜手推動變革、升級創新的力量。

# 第2章

# 彎道超車，深化智慧醫療的推動

**在中榮，全員都能參與發掘智慧醫療的價值，從臨床、教學到研究面向著力，以提升整體醫院的體質與能力。**

「臺中榮總很有機會超越臺灣其他醫學中心，成為在未來醫療領域的領先者。」這是陳適安在二〇二一年底接受採訪時的談話，在他眼中，智慧醫療就是中榮實現彎道超車的機會。

在陳適安接任中榮院長後，他與團隊共同設定的目標，早已脫離區域賽的競爭，中榮不只要在全國賽中領先，更要代表臺灣站上國際舞台與其他國家競爭。

二〇二二年，中榮成為臺灣第一家入選《美國新聞週刊》（*Newsweek*）與調研機構Statista合作評選的「全球最佳智慧醫院」，排名全球前三百大。二〇二三年，在同一項評比中，排名再向上提升，成為全球前二五〇大智慧醫院，並在二〇二四年，取得九十九名的優異名次，是全臺各醫學中心唯一一家進入百大的醫院，顯示整體醫院運作的智慧化程度已進入國際領先組。

這項全球智慧醫院評比，由具有智慧醫院建置運作專業的醫院管理人員和醫療保健專業人員推薦，針對醫院在資訊功能、遠距醫療、數位影像、人工智慧與機器人等五大項目的導入和使用進行評估，並以實際達成的效益及佐證資料進一步排名。

入選全球最佳智慧醫院的肯定，讓中榮更加確定自己走在正確的道路上，接下來，中榮不只要彎道超車，更要在已經取得領先的賽道上加速躍進。

## 由上而下的全力支持

早在來中榮就任院長前，陳適安已在智慧醫療領域深耕多年，尤其在本身專長的心律不整治療領域，更是很早就開始注意到由新興科技驅動的智慧醫療發展機會。不論是大數據、人工智慧、甚至是5G通訊技術，在醫學研究與醫療技術的發展上，來自這些新興科技的動力，將會開創出許多新的突破點，例如透過導入深度學習人工智慧算法，用以判讀心電圖與心臟超音波訊號，進一步預測病人的病程發展。

同時具備智慧醫療實作與策略規劃經驗的陳適安，對於發展智慧醫療的機會與盲點，有著更為精準實際的看法。

首先是，領導者的角色至關重要。

陳適安認為，「領導者對智慧醫療的定位，幾乎決定了智慧醫療推動的結果。要全面推動智慧醫療發展，不但需要大量經費投資，更需要大刀闊斧改造組織流程，既有的資訊系統如果無法符合數位化要求，就需要打掉重練，這些事如果沒有領導人由上而下的全力支持，只能限縮在特定項目進行單點式發展。」

其次是，不能只從商業化價值做判斷。

看過許多推動智慧醫療案例的陳適安，不諱言指出，一些醫院是從營收的角度來思考，也就是說，決定要不要做一個智慧醫療項目，判斷的標準是賣不賣得出去，如果賣不出去就不做，這樣的想法難說對錯。他分析：「智慧醫療不只是醫療服務的智慧化，也是服務流程的智慧化，更可以是醫學研究的智慧化，在醫療體系中，不是只有醫師才能參與，團隊每個人都可以基於本身的工作與專業領域，發掘智慧醫療創造的價值。」

正如陳適安所點出的關鍵，許多醫院在推展智慧醫療時，特別強調商業化價值，不論是透過自行成立的公司或是產學合作，都是用當下看到的市場機會去設定題目。但這樣的做法，很可能落入見樹不見林的陷阱中，因為智慧醫療原本應該基於醫學研究突破與醫療服務優化的需求，即使不見得立即有足以支撐商用化的市場規模，也能夠加速醫學研究推進、提升醫療服務效率、減輕醫療人力負擔。

陳適安認為，「智慧醫療需要全面布局、多方參與，從臨床、教學到研究，都有發揮的空間，而透過醫院全體員工的共同參與，再加上向外連結學術研究以及產業合作資源，才能夠讓智慧醫療全面開展，成為往未來醫療轉型發展的前進動能。在中榮，我希望每一個單位都有想做的智慧醫療題目，舉例來說，護理作業相關的智慧醫療解決方案，就算沒有商業化，也可以在院內使用，減輕護理人員的工作負擔。」

## 從數位轉型開始

相較於許多醫療機構對智慧醫療的理解，還停留在字面上的意義，陳適安顯然比更多人來得清楚。中榮資訊室主任、智慧醫療委員會執行長賴來動就說：「院長對智慧醫療的看法很透澈，一開始我跟院長報告說，智慧醫療是一個形容詞，而不是一個具體的名詞，他不但贊同，更特別向我強調，數位轉型比智慧醫療更重要。」

在陳適安的觀念中，一開始投入智慧醫療時，與其花時間做一些放煙火的項目，還不如把精力花在推動數位轉型，將必須做的基礎先建設好。也因為如此，他在上任後，沒有要求中榮資訊團隊開發什麼花俏炫技的系統，而是要求針對數據資料、作業流程，進行全面數位化升級的執行評估。

中榮其實早在二〇〇四年就已完成電子病歷資料的全面結構化，但在檢驗報告部分卻沒有進一步推行。直到在陳適安的全力支持下，中榮資訊室與病歷室用了一年的時間，將原本用三千多種不同計價碼呈現的檢驗報告，進行全面資料格式化的改革，簡化為六百多種完整格式化的檢驗報告，讓中榮成為極少數將院內檢驗報告資料全面格式化的醫學中心。

賴來勳說：「這是我們很早就想做的事，但也是很難的事，因為需要很多部門的配合，如果沒有夠強的決心，就不可能做到，但在陳院長看來，這是正確的、也是對病人好的方向，再怎麼困難也要堅持下去。因為有院長的堅持，我們才能夠在一年內就完成過去十七年都沒有做到的事。」

而後來中榮能在短時間內取得美國醫療資訊暨管理系統協會（HIMSS）認證，也與陳適安上任後就先著手推動多項數位化流程改造有關。

「我們是申請HIMSS認證之後才發現，結構化數據、遠距醫療是國際級標準的評比項目，」賴來勳說：「我非常佩服院長，他不是為了要獲獎或者拿認證，才在院內推動改造，他是真心認為這些做法對病人和醫院有幫助。」

## 新思維、新架構、新未來

中榮在二〇二一年成立「智慧醫療委員會」，由陳適安擔任召集人，加上十五位一級主管共同組成。這不但是陳適安來到中榮之後第一個成立的策略工作組織，也是最多一級單位主管參與的組織。

雖然中榮之前就已開始發展智慧醫療，但只限於特定的項目計畫。陳適安則是重新定義了中榮的智慧醫療發展主軸，擘劃出更具有未來性與國際觀的發展藍圖。中榮副院長，也是智慧醫療委員會副召集人李政鴻就認為，業界都知道中榮的資訊系統一向很強，是第一所連續三次得到醫策會頒發「智慧醫院全機構獎」的醫院，但這只是國家級的水準，過去兩年，中榮更躍升到國際級水準，被評選為國際級的百大智慧醫院之一。

李政鴻認為，「之所以會有這樣的轉變，與陳院長來之後確立未來醫療發展主軸有關，其中就包括了智慧醫療。過去中榮的資訊系統雖然做得很好，但沒有完整的發展架構，而院長上任後不到兩個月，就成立智慧醫療委員會，用很強的領導力，帶著我們將發展的架構完整建立起來。」

正如李政鴻所提到的，中榮過去在資訊系統上的發展，確實較其他醫學中心先進，也因此，很早就開始發展智慧醫療。中榮在二〇一八年成立大數據與創新應用管理會，當時分成醫療、教學、研究、行政管理、大數據五個組別，但這樣的架構，顯然無法完全符合智慧醫療多元化的發展面向。

而在陳適安主導下成立的智慧醫療委員會，則更精準的勾勒出中榮在智慧醫療的發展路徑，包含經營管理組、醫學影像組、精準醫學組、醫學教育組、護理照護組、大數據組、產官學與研究計畫管理組，並且在二〇二二年再新增遠距醫療組。

透過精準定義發展重點，也加快了各部科在智慧醫療項目發展的速度，從醫療到流程，從技術到應用，從院內跨部門合作到產學聯盟創新。陳適安帶著團隊，在內部推動多項與智慧醫療高度結合的流程改造，不論是急診、門診及住院系統，都創下讓人驚豔的成果。

另一方面，陳適安動用所有可能資源，為團隊建立到全球頂尖研究機構參訪進修與交流合作的機會，包括與麻省理工學院電腦暨人工智慧實驗室（MIT CSAIL）簽署產研合作計畫等。

早在生成式人工智慧熱潮出現前，陳適安就曾在採訪時提到：「醫院裡有很多場景都可以成為人工智慧研究的題目，例如透過導入自然語言處理（NLP）技術，可以把過去的病歷資料進行結構化，成為可以用算法處理的數據資料。」

也因為如此，陳適安積極推動與大學研究機構合作，與陽明交大、中興

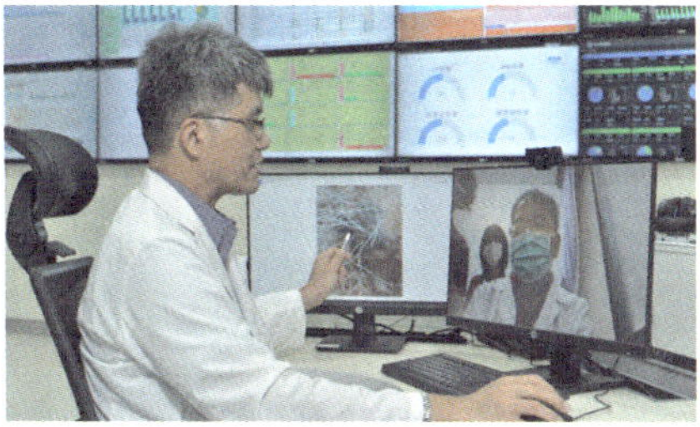

中榮在二〇二二年成立的遠距照護中心，
是臺灣第一個集結全院部科，
提供遠距整合照護服務的平台。

大學、勤益大學、靜宜大學、東海大學建立起研究交流管道。他認為，與學校老師合作，才能夠隨時將最新的概念帶進院內，他提到：「在人工智慧領域，中榮應該是與大學研究合作最多的醫學中心。」

中榮與海內外學術機構的交流合作，已經逐漸看見成果。骨科部主任、同時也是智慧醫療委員會執行長陳昆輝說：「在院長的帶領下，不論是透過出國參訪或者與大學研究機構合作，都成功帶起院內對智慧醫療與人工智慧項目的研究熱潮，更在之後逐步引導不同研究項目的發展方向，除了持續強化先進研究項目的深度，持續增加與國際頂尖研究機構的合作交流，另一方面也鼓勵內部將研究成果轉化落地。」

檢視過去幾年中榮的智慧醫療發展進度，不論是研究論文或是研究成果，都可以看到明顯增長的力道。其中，中榮在二〇二二年共計發布十八篇智慧醫療論文、取得五項中華民國發明專利，並完成一項技術移轉授權；二〇二三年，智慧醫療論文發表數量更增加到三十篇，並取得中華民國發明專利十一項，完成二項技術移轉授權。

## 跨科別的遠距整合照護

在臨床治療上，中榮的智慧醫療也有更領先的做法。二〇二二年成立的「遠距照護中心」，是臺灣第一個集結全院部科提供遠距整合照護服務的平台，而且將服務從榮總分院、榮民之家，擴展到偏鄉醫院及在宅醫療。

全臺灣十二家榮總分院，都採用中榮的資訊系統平台（HIS），以這套資訊平台為基礎，智慧醫療團隊建立起提供跨科別會診、整合照護、快速轉診的遠距醫療服務平台，首批對象就是所有輔導會所屬榮民醫院。

皮膚科主任、同時是遠距照護中心主任的陳怡如，說明進行的狀況：「當分院的病人出現緊急狀況需要會診時，中榮專科醫師就可透過平台進行會診，而當分院病人需要緊急手術時，也可透過5G企業專網網路即時影像傳輸，進行遠距協同手術。」

這套平台也同時導入全臺多個榮民之家，改善了護理人員及住民的生活品質。陳怡如說：「榮民之家晚上通常沒有醫生留守，如果有住民身體出現狀況，只能立即叫救護車送醫院。但在導入中榮遠距照護平台服務後，榮民之家的值班護理人員會先透過視訊平台連繫，由中榮醫師遠距看診，現場護理人員再按照醫囑提供藥物，或進行必要的醫療處置。」

在陳適安的支持下，中榮遠距照護中心也與多個偏遠地區醫院建立合作關係，讓病人獲得更好的醫療照顧。陳怡如說：「在一些缺乏次專科的偏遠地區醫院，即使遇到急重症病人，也不太可能跨科會診。但在中榮遠距照護平台建立後，不僅會診支援不再是問題，而且所有會診紀錄與病人的數據資料，都會透過這個平台記錄、傳輸，包括會診判斷後緊急送醫途中的監測資料，也會透過平台彙整，傳送給後續接手治療的單位。」

相較於其他醫院的遠距醫療照護平台還停留在單一科別，中榮快了好幾步，不僅提供跨部科的整合照護，更納入在宅醫療照護，將原本中榮發展多年的二十四小時諮詢中心，轉型成為遠距監測服務，除了提供電話諮詢服務外，對於需要生理數據監測的病人，也提供二十四小時的醫療照護服務。

## 資訊發展不斷升級

中榮資訊系統的發展多年來遙遙領先，在其他醫學中心還停留在大型主機系統階段時，中榮已升級到開放架構，提早近十年完成轉型升級。

在中榮服務近三十年的資訊室主任賴來勳，細數中榮資訊系統發展的歷程。第一個階段，是一九八二到二〇一六年的數位化階段。

在這個階段中，主要進行資訊系統轉型升級，包含電子簽章與無紙化病歷、建立醫療儀器連線系統、推出民眾服務行動App、整合健保雲端藥歷、開發院內作業流程資訊系統等工作。

當年，隨著網際網路與行動網路應用的出現，中榮開始進行部分醫療資訊系統的創新應用，轉為行動化與網頁化。舉例來說，在二〇〇四年就把工業電腦裝在護理推車上，實現行動護理車的應用，是全臺第一個導入行動護理電子化的醫院。在二〇一一年之後，則是開始推動無紙化病歷，而為了更徹底實現無紙化醫院環境，針對原本需要抄寫數據的儀器設備，建立起醫療儀器連線系統，將檢查量測數據直接導入系統。賴來勳說：「以現在的眼光來看，這就是最早期的物聯網應用。」

第一階段超過三十年的數位化，奠定了中榮智慧化發展的基礎。系統高度整合串聯與數據採集機制，讓中榮得以快速發展智慧服務系統，其中涵蓋門診、急診、住院、加護病房、手術、藥事、檢驗、行政管理等完整的醫療服務流程優化。同時，中榮也持續推出多項創新的資訊應用，包括從藥盒、床頭卡、點滴輸液卡到勤務領藥等環節的全面電子紙應用。

「中榮是全臺灣電子紙應用最好的醫院，也是電子紙用得最多的醫院，」賴來勳說：「就連原本一直無法完全電子化的同意書，隨著日常生活中的電子簽章應用愈來愈普遍，讓中榮在二〇二一年完成電子化同意書的全面導入，達到病歷全面無紙化的里程碑。」

中榮在資訊發展的第二階段，是二〇一七到二〇二一年，進入所謂的數位優化階段，就是將過去數位化的成果，導入不同的智慧化應用中。

第三階段，則是在陳適安二〇二一年上任後，他給出了更明確的指示，開始轉向數據驅動與人工智慧醫院，進入了數位轉型階段。

## 已達國際機構數位化水準

中榮資訊室提供各單位充足資料，在過去三年逐步啟動數據驅動應用的開發，共同發展出多個AI模型，例如與重症醫學部及東海大學合作，開發了十二個模組的重症AI模型，可以從重症病人的病理生理數據進一步分析預測病程發展，並在必要時發出預警通知。而AI輔助門診系統，則已導入皮膚科、眼科、新陳代謝科使用。這些AI模型除了已在院內進行驗證外，也透過中榮負責執行的國科會「臺灣智慧醫療聯盟計畫」進行跨院驗證，持續推進ＡＩ模型落地應用的速度。

資訊室在過去幾年扮演的角色，早已不只是「資訊發展」，而更像是中榮的新興科技研發中心。從資訊室配合智慧醫療委員會所成立的「智慧醫療任務小組」工作內容來看，就涵蓋了AR/VR、物聯網、機器人、ChatGPT、ＡＩ影像等多個新興科技的研究與應用發展。

「中榮的資訊化發展，確實已經達到一個新階段，」賴來勳指出，中榮在二〇二三年以短短八個月時間，連續通過HIMSS EMRAM Stage 6與Stage 7評鑑，代表中榮的數位化成熟度，已經達到國際級一流機構的水準。

HIMSS指的是美國醫療資訊暨管理系統協會（Healthcare Information and Management Systems Society），創立至今已有超過六十年歷史，是以全球性使命導向的非營利組織，所做的評鑑包含不同領域與指標，其中，EMRAM指標主要評估電子病歷（Electronic Medical Record Adoption Model）的運用。

HIMSS EMRAM Stage 7包含系統互通性、病人照護提升度、病人參與滿意度、資訊安全等四大面向，在兩百多項的評鑑指標中，必須要達成九五％以上才能通過Stage 7評鑑，是該指標的最高等級。

「在這兩百多項的評鑑指標中，第一個重點是要求高度數位化；第二個則是評估醫院推行數位優化的程度，也就是透過數位化取得數據後，是否能提升營運效率；第三個評鑑重點則在於數位轉型，也就是檢視醫院是否能夠有

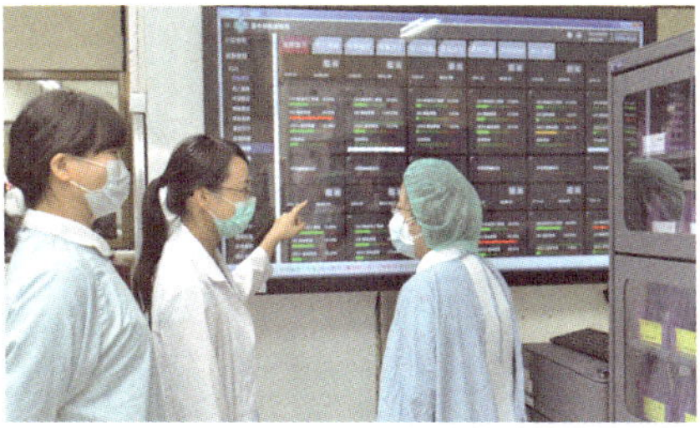

重症AI模型，
可從重症病人的病理生理數據，
進一步分析預測病程發展，
並在必要時發出預警通知。

效使用數據進行決策管理，包含醫院管理與治療管理等，」賴來動表示。

為了在以ＡＩ為核心的數位轉型展現更高效率，陳適安也持續推動數據品質的提升，在二〇二二年成立「臨床資訊委員會」，由資訊室召集多個部門共同組成。

他認為，臨床資訊數據的優化，不但可以提升整體醫院流程的運作效率，更重要的是，可以進一步優化數據的品質，帶動更多ＡＩ創新應用發展。

## 優化門診資料系統

在中榮，首先是針對門診系統優化升級。資訊室將原本已經電子化的門診資料，升級為結構化的數據資料，包括病歷與影像檢查報告。在重新設計的門診資訊系統中，原本由醫事人員以Free Text型式撰寫的資料格式，全部轉換為可以被機器快速標注識讀的結構化數據資料格式，醫事人員只要按照系統指示填寫，未來所有的門診資料就可更快用在ＡＩ模型中。

以門診App上「給醫師的話」表單為例，賴來勳說：「這是一個問卷型式的表單，讓病人在看診前能提供醫師一些病況，例如有傷口的病人可以在App上標記目前傷口的狀況，是否有出血、出血程度等。這些問卷也都是一種結構化資料，可以很快與系統串接整合。」

這個做法除了基於數據的需要外，更重要的是，可以提供病人更好的照顧，特別是可因應高齡化社會的發展。當長輩到醫院看診時，如果無法清楚表達身體狀況，家屬可以事先透過這個平台讓醫師掌握狀況。

談到過去幾年智慧醫療發展的成果，李政鴻認為對中榮影響很大，從急診滯留率就看得出來，「我們從全臺灣表現最差，變成表現最好的醫學中心，急診二十四小時滯留率接近於〇%，就是推動智慧醫療的效果。」

由資訊室與多個部門共同建立的急診智慧服務系統，讓所有人能透過病人置留時間儀表板，馬上知道哪個環節有異常，需要立即處理。賴來勳表示：「我們將資訊系統中的數據，轉成可視化圖表，讓所有人很快看到流程中的問題，每個流程環節的時間註記，都來自院內資訊管理系統即時數據。」

## 智慧醫療無所不在

事實上，急診滯留率大幅改善的另一個關鍵，在於統一簽床系統成功運作，而在中榮的住院智慧服務系統中，同樣提供了讓所有人一目瞭然的簽床儀表板功能，從占床率、床位分配、空床數、可簽病床數、各科別收住人數等即時資訊，都可以透過儀表板掌握狀況，做出及時有效的決策反應。

在中榮過去三年推動的重要流程改造中，智慧醫療的應用已經無所不在，不論是門診管理中心、出院一站式服務，或是術前準備中心與整合式術前照護，都有相當多智慧醫療應用的導入。

以術前準備中心與整合式術前照護為例，病人不再需要拿著一疊檢驗單，逐一確認需要做的檢查是否有遺漏，而是透過中榮開發的自動感應電子紙檢驗卡，每做完一項檢查就自動感應，記錄在電子紙檢驗卡與醫院系統上。這樣的做法不但能簡化檢查的手續，也可以讓醫院確認病人的檢查進度，除了提升整體流程效率，更可兼顧病人術前檢查完備的安全性。

智慧醫療帶來的創新突破，更讓中榮逐漸在未來醫療的競爭中嶄露頭角。李政鴻說：「中榮在智慧醫療與人工智慧的發展上，已領先其他醫院。」

以人工智慧來看，李政鴻指出，中榮光是用在病人身上的AI治療項目就有一百九十二項。而針對這些人工智慧項目，又會從論文發表、專利申請、產品化三個面向，進一步評估後續的發展潛力。其中，在論文發表部分，已經發表九十七篇論文，六十九篇正在投稿審閱中；在專利部分，取得二十四個專利，還有六個專利送件申請中；至於產品化的進度，陸續有多個產品進入技術移轉與產品化的階段，單單在產學合作上就有十個項目在進行。

中榮用了將近三十年時間，完成全院資訊系統與流程數位化，用了五年，完成導入多項智慧服務系統的數位優化，而在過去三年推動的數位轉型中，中榮在智慧醫療實現了彎道超車的領先。

不過，面對未來，中榮團隊沒有鬆懈。李政鴻認為：「智慧醫療的競爭是非常激烈的，我們也許只慢了一步，但別人可能就會領先我們兩步。中榮這三年似乎有一點成績，但我們不會自滿，而是要再更快一點，因為很多醫院現在才意識到智慧醫療發展的重要，真正的競爭或許才要開始。」

## 下一站，永不停滯的數位轉型

在陳適安帶領下，中榮團隊已然發展出一套走得更快、更遠的合作機制，陳昆輝說：「當初我在接下智慧醫療委員會執行長時，院長曾經交給我一大包資料，要我好好研究，跟他討論，一直到現在，院長和我們還是維持這樣不間斷的腦力激盪。院長經常分享最新資料，問我們有什麼想法、可以怎麼做、有沒有可能在中榮落地推行？」

陳適安看到年輕醫師出國參訪報告中提到的新資訊，也會找他們來一起開會討論，一方面向他們學習，另一方面也一起探討是不是有可能把這些想法落地實現。

陳昆輝說：「我們在中榮就是這樣一起做智慧醫療，不論是由上而下，或是由下往上，就是要一起把創新的能量帶進來。在剛開始的第一年，我們也許還只能做研究，但在第二年、第三年到現在，院長帶領我們的方向也逐漸調整，除了研究，更要求我們思考這些創新是否能夠落地實現，不論是導入院內臨床，又或者是透過產學合作商品化。院長帶領我們的目標很清楚，就是要進一步深化中榮在智慧醫療上的推動，繼續數化轉型並優化應用，不只是在臺灣，更要把握機會進一步提升到國際級的水準。」

在陳適安為中榮規劃的未來醫療發展方向中，智慧醫療帶動的不是單一領域的突破，而是整體醫院體質與實力的升級。對比其他醫院開始加大投入智慧醫療的力道，中榮已經開始規劃下一階段的策略。其中，在二〇二四年完成組織修編的一級單位數位醫學部與遠距醫療中心，是中榮在智慧醫療發展進程中的創舉，也代表了中榮再闢新局的起點。

# 第3章

# 專注先進研究　守護每個希望

**醫學的一小步，可能是病人一生幸福的開端，**
**中榮專注於尖端醫療、精準醫療、再生醫療，**
**希望為病人提供最高治癒率的選擇與量身訂作的照護。**

在陳適安提出的四項未來醫療發展重點中，尖端醫療、精準醫療、再生醫療，是許多先進醫學研究落地實現的關鍵平台。過去幾年，隨著半導體、通訊、高速運算、人工智慧等科技的創新速度愈來愈快，縮短了醫學研究突破的時間，擴大了醫學探索未來可能性的邊界。

這些以科學為驗證基礎、以科技為啟動引擎的新興醫療項目，跳脫了傳統醫療緩慢發展的軌道，展現出醫學人解決過去無解醫療難題的熱情。因為他們知道，醫學的一小步突破，可能就是病人一生幸福的開端。

在臺中榮總，尖端醫療、精準醫療、再生醫療各有不同的發展經歷與基礎，而在規劃變革工程的過程中，陳適安清楚看見這三項領域將為院內醫療水準帶來的改變，而中榮更要從持續突破的醫療技術升級著手，為病人提供最高治癒率的選擇，與量身訂作的醫療照護。

## 尖端醫療：人無我有、人有我勝的布局

在中榮的未來醫療藍圖中，尖端醫療無疑具有極為特殊的定位，因為尖端醫療代表的是持續推進醫學創新的實力，以及解決困難疾病的能力，而這正是醫學中心與一般醫療機構的差異所在。

在成為國際級醫學中心的目標下，沒有刻板KPI的中榮，有著更具象的尖端醫療發展指標——別人會做的，我們做得更好；別人不會做的，我們會做。

中榮在尖端醫療原本就有相當多元的布局，包含內視鏡微創手術、神經血管介入性手術、達文西機械手臂、內視鏡治療技術、導航監測系統運用等，已經發展有成。其中，中榮是全臺最早將達文西機械手臂常規運用於臨床的醫療機構之一，具有深厚的達文西手術經驗。

對於包含達文西手術在內的尖端醫療升級策略，中榮有清楚的方向。副院長李政鴻說：「身為醫學中心，我們的任務不是『開量』，而是『開難』，也就是別人不會開或開過失敗的，到了我們手上，我們就要從不同面向思考，找到最好的方法，解決病人的問題。」

有位罹患巨大側咽腫瘤的病人，原本在其他醫院提供的治療方案中，需要氣切並鋸開下巴骨摘除腫瘤，但轉診到中榮後，耳鼻喉頭頸部主任王仲祺採用達文西手術，直接從口部進入摘除腫瘤，不但免做氣切，也不需要鋸開下巴骨，更讓病人在手術麻醉退後就順利用口進食。

在脊椎滑脫手術上，中榮也有進展。脊椎手術的困難度與風險都很高，過程中可能會對遍布脊椎的神經造成損傷，許多病人因為傳統手術的限制，癒後狀況並不理想。

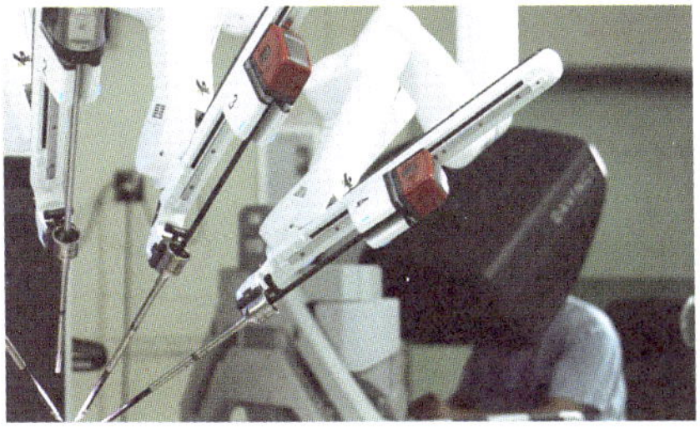

中榮具有深厚的達文西手術經驗，
也是全臺灣最早將達文西機械手臂，
常規運用於臨床的醫療機構之一。

中榮骨科部開發出從腹部進入的手術方案，解決了這個問題。發明這項手術方案的李政鴻表示，「對於部分滑脫程度較嚴重的病人，如果能從腹部進入手術，就可大幅降低造成神經損傷的風險。許多手術癒後不佳的病人，來到中榮採用這套手術方案後，情況都大幅改善。」

在「別人會做的，我們做得更好；別人不會做的，我們會做」的指標下，中榮推展尖端醫療有許多目標精準、思維創新的嘗試。更重要的是，這些一開始看似非常「未來」的嘗試，之後都逐漸轉化成不同型式的臨床醫療服務。

## 結合5G，擴展醫療服務

二〇二一年九月，中榮與中華電信合作，透過5G企業專網進行遠距手術。當時有一位嘉義分院的心肌梗塞病人，緊急在該分院開刀，手術的即時影像同步傳至中榮，由中榮醫師遠端會診，共同完成手術。

這不只是中榮在尖端醫療運用新興通訊科技的突破，更是全臺第一例5G遠程協作達文西手術。

這樣的突破不是曇花一現的炫技，中榮更進一步擴大5G科技應用在多項醫療上，包括在多個榮總分院與榮民之家進行視訊看診。例如埔里分院曾經為治療一位腦中風病人，透過5G即時影像傳輸與中榮醫師會診；嘉義分院則是在導管室建置5G環境，便於進行遠端協同指導手術，為出現突發狀況的病人爭取更多救治的黃金時間。

而在二〇二一年第一例5G遠程協作達文西手術之後，中榮再度創新，在二〇二二年，完成全臺第一例結合AR眼鏡與術中導航定位的高難度脊椎側彎矯正手術。

愈來愈多這樣的跨域尖端醫療項目出現，相較於過去，中榮從量變進入質變。而啟動中榮從量變走向質變的關鍵，就是來自於多項變革。

陳適安於二〇二一年成立尖端醫療委員會，是加速活化尖端醫療發展的驅動力。擔任尖端醫療委員會執行長的醫務企管部主任蔡鴻文表示，「尖端醫療是針對重症難症的先進醫療方案，通常醫學中心等級的醫療機構才有能力承擔。而中榮尖端醫療委員會的最主要目標，就是要導入、育成、推廣尖端醫療方案。」

## 建立尖端醫療管理平台

尖端醫療委員會根據需求劃分不同組別，負責指定主題方向的推動發展，包括複合式手術組、人工智能手術組、微創手術組、內視鏡醫療組、介入性醫療組、經營管理組、尖端醫療發展組。

只要是列管的尖端醫療項目，委員會就會針對該項目進行資源盤點，包含了人才招募、進修培訓、設備採購等，確保各個項目取得需要的資源是否充足。

「尖端醫療所牽涉到的設備，很多都需要大筆資金，但陳院長的態度很清楚，只要經過討論，認為是院內發展未來醫療必須的，他就毫無懸念的說：『錢，我幫你想辦法』。」李政鴻說：「買了尖端設備後，也需要尖端技術，所以陳院長非常鼓勵、甚至是要求我們送人出去進修，有些進修可能是短期三個月、半年，也可能是一年的長期培訓。」

這樣的態度與做法，為中榮建立起前所未有的發展尖端醫療條件。主任祕書姚鈺說：「過去可能要十年才能完成的醫療設備儀器升級，現在只用三年就達到，我們採購的許多儀器，不但是目前全球最先進的設備，更有許多是在臺灣只有中榮才有的設備。」

其中，中榮在二〇二三年十二月正式動工的質子中心，將成為臺灣中部第一座質子中心，也是臺灣少數能夠提供質子治療的醫療機構。

而同樣在二〇二三年下半年正式運作的全自動檢驗實驗室，是目前全臺唯一結合生化檢驗、免疫檢驗、血液常規檢驗、血液凝固檢驗等多個項目的實驗室，這也是目前全亞洲在串聯多個不同檢驗項目發展上，最領先的檢驗實驗室。

## 不只領先，更要超越

尖端醫療委員會還有一個重要任務，就是扮演中榮尖端醫療發展的雷達。在委員會定期會議中，會檢視院內既有尖端醫療項目的發展狀況，部分已趨於常規化的項目，就自尖端醫療管理平台移出，回歸一般管理機制，同時也持續透過國際交流與內部研究，將具有未來性的方案納入進行管理。

透過大量的國際交流與定期檢視反饋，除了強化項目的汰舊換新，也可以掌握各個部科在全球尖端醫療的定位及未來發展方向，蔡鴻文說：「只有知道自己的位置在哪裡，才知道如何繼續強化。我們的目標不只是在臺灣持續領先，更有在亞太、甚至是全球也能領先的企圖心。」

事實上，中榮的達文西手術就是這樣的例子。另外，中榮除了先在二〇二三年成為全臺第一家具有泌尿外科、大腸直腸外科、耳鼻喉科三科達文西手術教學示範中心的醫學中心，在二〇二四年再增加一般外科，成為臺灣唯一、也是亞太地區唯一，同時具備四個不同科別達文西手術觀摩中心資格的醫學中心。

憑藉著過去打下的基礎，再加上這幾年陳適安與團隊合力推動變革轉型所產生的效益，中榮在尖端醫療的特色愈來愈明顯。「不只領先，更要超

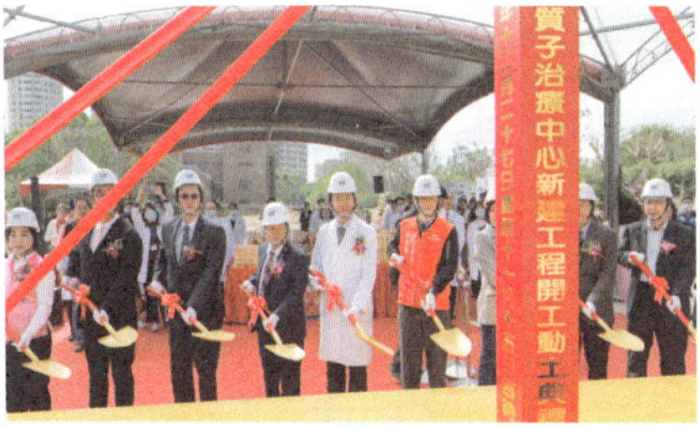


中榮的質子中心在二〇二三年動工，
將成為臺灣中部第一座質子中心，
也是臺灣少數能提供質子治療的醫院。

越」，這是團隊持續追求的目標，也是正在逐步實現的成果。

## 精準醫療：打造全臺最大基因資料庫

如果說，尖端醫療是醫院的創新實力，在中榮的四大藍圖中，精準醫療則是與其他未來醫療相輔相成的關鍵基礎。

中榮在二〇一六年成立精準醫學推動小組，啟動精準醫療第一個五年計畫，積極參與由中研院所推動的「臺灣人體生物資料庫」與「臺灣精準醫療計畫」，績效斐然。精準醫學中心執行長陳一銘說明當時的成果：「中榮建立了十萬筆的基因資料，應該是目前臺灣最大的單一基因資料庫。」

當時臺灣精準醫療計畫建立了五十萬筆基因資料，其中十萬筆來自中榮。中榮之所以有這樣的成績，就是以一套完整的自動化流程設計，整合院內當時已建立的電子病歷系統，在為病人開立檢驗單時，系統就會自動帶出參與基因檢測計畫的說明書與同意書，再由門診護理人員協助病人了解並確定參與意願。後端則是由醫學研究部組成的五十人團隊進行檢驗檢測，確保結果的正確性。

這套流程經過持續優化後，也成為中榮目前建立基因資料庫的重要工具，但在收案方向上有所調整。陳一銘說：「目前，中榮基因資料庫的檢測收案，轉向以特定疾病為主，由各個科別針對評估需要的類型病人進行收案，例如在免疫風濕科，就以紅斑性狼瘡、類風溼關節炎、僵直性脊椎炎等病人為主，邀請病人加入特別研究計畫。」

包含之前建立類似普篩的基因資料庫，以及後來針對特定疾病研究計畫增加的基因檢測，再加上一開始參與精準醫療五年計畫，逐步建構起的臨床資訊資料庫、健康資料庫、人體生物資料庫、癌症登記資料庫、高齡醫學資料庫，以及健康管理資料庫，為中榮精準醫療發展奠定基礎，成為下一階段推展臨床應用的重要助力。

二〇二一年起，中榮的精準醫療發展進入第二個五年計畫，精準醫學中心也重新調整組織架構，設置四個主要組別，包括精準癌症組、精準醫學組、遺傳醫學組，以及精準實驗室。從添購設備到提升技術，新組織無不全力推動。

「陳院長對精準醫療發展非常重視，對研究所需的設備資源，更積極的投資與督促，例如要求我們取得基因檢測實驗室認證，在流程優化與設備投資上，都必須快速到位，」陳一銘補充。

中榮副院長傅雲慶在《啟動未來醫療：臺中榮總四十年的蛻變與開創》書中就提到，基因檢測設備既要精準，速度又要快，價格非常昂貴，卻是發展精準醫療不可或缺的一環，也因此，中榮成立基因實驗室，不但投資多項先進檢測設備，更在二〇二一年通過ＩＳＯ相關認證。另外，在基因檢測技術層次也同步提升，提供包括單核苷酸多態性（Single Nucleotide Polymorphism, SNP）、全外顯子定序（Whole Exome Sequencing, WES）、次世代定序（Next Generation Sequencing, NGS）等分析，持續精進基因檢測與判讀解釋專業。

## 多管齊下，加速臨床應用

實驗室量能擴大、檢驗技術提升之後，中榮進一步把研究端累積的技術與資料運用在臨床上。

而臨床人才的培育，正是精準醫療發展計畫的一環。

陳一銘說：「陳院長希望我們積極培育遺傳諮詢師，除了過去的產前基因諮詢與罕見疾病的基因諮詢外，並擴大到其他疾病的臨床基因諮詢。我們會鼓勵同仁進修並考取證照，積極擴大基因諮詢服務資源。」

將研究成果落實到臨床醫療服務，無疑是中榮精準醫療第二個五年計畫的發展重點。如同陳一銘所說，中榮之所以積極培養遺傳諮詢師人才，就是希望能夠根據基因檢測結果，為病人提供更深入的解讀說明，根據病人狀況找到適合的藥物與治療方法，讓基因檢測的判讀結果與臨床藥物、治療進一步整合。

目前，中榮在臨床治療上，也開出五十個基因檢測項目，讓臨床醫師視病人狀況勾選，進行檢測。

為了加速基因檢測與臨床的整合，中榮精準醫學中心下屬的精準癌症組、精準醫學組、遺傳醫學組，更是定期針對病例進行討論。

例如，精準癌症組固定每兩週召開分子腫瘤討論會，檢視特定病例，將癌症病人的基因定序資料，與基因實驗室人員、病理科醫師、癌症照護團隊共同討論，為病人尋找新的藥物或臨床試驗治療。

針對非癌症腫瘤的慢性疾病部分，例如心臟病、自體免疫性疾病、神經疾病等，則由精準醫學組針對臨床病例進行免疫評量，透過基因判讀，提供適用藥物與治療方法。

至於遺傳醫學組，則是著重於罕見疾病或是小兒科疾病。這類型疾病許多都是來自先天性的基因異常，在臨床上可以透過基因檢測判讀，為病人設計治療方案。

事實上，精準醫學除了幫助病人找到新的治療方法外，更重要的是，可透過基因檢測發現罹病風險基因，進行預防性照護。例如有家族癌症病史的民眾，可以接受遺傳性基因檢查，確定自身是否屬於癌症高風險者，透過健康管理與定期檢查，降低癌症可能造成的傷害。

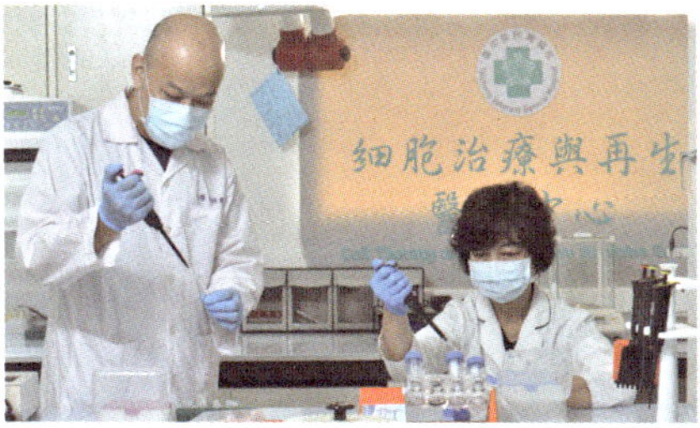


成立細胞治療與再生醫學中心後，
中榮也成立細胞處理實驗室，
承擔醫學中心發展再生醫療的責任，
期盼拉近臺灣與國際細胞療法發展差距。

陳一銘舉例：「如果在基因資料庫中發現病人可能帶有早發性中風、紅斑性狼瘡等基因變異風險，我們就可以通知他回醫院進行腦部ＭＲＩ檢查或其他測試，然後為他制訂健康照護或是早期治療的方案，降低未來發病後的健康損傷。」

從科學研究到臨床治療、從臨床治療到健康照護，中榮過去幾年將精準醫學的研究成果逐一落地實現，讓精準醫學不再只是實驗室中的數據，而是有助提升個人化治療與健康照護服務，並且成為與其他未來醫療項目發展相輔相成的關鍵基礎。

## 再生醫療：拉近臺灣與國際的差距

在中榮的未來醫療藍圖中，做為最後一道健康防線，卻也曾經完全空白的一塊，則是再生醫療。

「對不起，已經沒有其他治療辦法了，」中榮細胞治療與再生醫學中心主任李冠德曾在接受採訪時提到，這是醫師最難向病人開口的一句話。看過太多病人與家屬在希望與絕望之間來回掙扎，投身再生醫學與細胞治療研究多年的李冠德說：「有很多困難的疾病，只能靠細胞來治療。」

在陳適安上任前，再生醫學在中榮只是一個概念，雖然持續有個別醫師進行研究，但在當時的組織架構中，沒有任何正式編制或任務型組織為再生醫療提供發展資源。上任後，陳適安很快發現這個現象，在考慮當時中榮的狀況，以及臺灣在再生醫療發展上的問題，他認為必須用更具開創性的做法，讓中榮的再生醫療急起直追，甚至有機會後發先至。

也就是因為如此，陳適安從組織建置著手。在檢視中榮的組織架構後，他錯愕的發現，當時中榮居然還未成立與再生醫學關係緊密的腫瘤醫學專科部，因為以當時再生醫學的應用來看，腫瘤治療就是最主要的項目。

「我來中榮做的第一次組織編修，就是成立腫瘤醫學中心。在此之前，中榮沒有腫瘤專科部門，也沒有針對細胞治療與再生醫學成立的規劃執行單位，對於一所國家級醫學中心而言，是讓人覺得有點訝異，」陳適安說：「在未來醫療的方向中，再生醫療更是不可或缺的一塊。因此，我邀請李冠德主任與他的團隊加入，希望透過這個團隊過去在腫瘤醫學與再生醫學的深厚經驗，加速中榮的發展腳步。」

上任一年後，二〇二二年二月，陳適安正式成立「細胞治療與再生醫學中心」，成員包含四十位主要治療癌症、自體免疫性疾病、神經元和關節退化性疾病的醫師，在組織架構上劃分為研發組、退化性疾病組、癌症細胞治療組，積極推動細胞治療方案的發展。

細胞治療在中榮的發展，從此飛速進行。

負責督導再生醫療發展業務的副院長傅雲慶說：「在成立細胞治療與再生醫學中心後，我們在同年六月也成立了細胞處理實驗室，並且很快在十二月獲得審核通過，是臺灣少數取得資格執行CAR-T細胞治療的醫療機構。緊接著，我們著手設立GTP實驗室，並在二〇二三年十月正式揭牌運作。之前成立的細胞處理實驗室，代表中榮有能力處理細胞，但在GTP實驗室成立後，則代表中榮具有量產製造細胞的能力。」

中榮只用了短短二十個月的時間，從無到有，打造一支與國際領先細胞治療研究合作的指標性團隊。

相較於許多醫療機構只發展特管法核准、可收費的細胞療法項目，中榮這支團隊從一開始就決定不以特管法項目為重點，而是以高階細胞療法為主，透過與國際領先研究機構的合作，讓許多高階細胞療法能夠在臺灣落地，進行臨床試驗。李冠德說：「中榮在細胞治療發展上的使命，是要承擔起國家醫學中心發展再生醫療的責任，拉近臺灣與國際細胞療法發展的差距。」

## 證明能力，爭取國際合作

所謂的「特管法」，指的是「特定醫療技術檢查檢驗醫療儀器施行或使用管理辦法」，用以規範再生醫學研究與細胞治療執行作業，其中包括開放六項細胞治療技術，適用對象包括自體免疫細胞治療，用於標準治療無效的癌症病人與實體癌末期病人。在再生醫療法與再生醫療製劑管理條例尚未立法通過前，大部分醫療機構都以特管法所規範的技術，做為細胞治療發展的重點。

肩負國家醫學中心的使命，中榮希望透過國際合作的形式，跟上最新研究發展的腳步，儘管一路上得披荊斬棘。

相較於國際細胞治療的發展，李冠德認為，臺灣的腳步落後許多，再加上很多技術專利掌握在國際大型藥廠手中，更多先進研究都在歐美大學研究機構中，臺灣其實沒有能力與國際機構洽談合作，取得高階細胞。因此，中榮從成立細胞治療與再生醫學中心的第一天起，就知道必須依靠自己的力量，去解決各種國際合作的難題。

李冠德以CAR-T細胞療法為例。如今中榮不只做CAR-T，也與美國合作個人化T細胞受體T細胞療法（personalized TCR T-cell therapies；TCR-T），但類似這樣的國際合作，一開始非常困難，因為這些大廠與研究機構不確定中榮是否具備共同合作的水準。「當時陳院長就看到這個關鍵原因。他認為，大部分歐美的醫學中心都有自己的GTP實驗室，可以量產製造研究所需要的細胞，中榮如果不具備這樣的能力，很難取得認可。」

在陳適安與三位副院長傅雲慶、李政鴻、吳杰亮，以及主祕姚鈺的奔走下，中榮建置完成GTP實驗室，推動了國際合作的起步。李冠德說：「在這之後，我們的確有更多機會洽談國際合作，因為這些大廠與研究機構看到我們具備一定能力，足以成為他們在亞洲的細胞治療臨床夥伴。」

## 成為跨國合作的樞紐

團隊付出了相當多心血，爭取多個先進研究在中榮進行臨床試驗。即使過程非常困難，試驗可能要花費幾年才能完成，但李冠德認為這是必要的，只有更多高階細胞治療在臺灣進行臨床試驗，才能培養臺灣的國際競爭力。

李冠德強調：「中榮希望成為臺灣細胞治療的火車頭，帶進國際最先進的技術，並且在與韓國、新加坡、香港等其他地區競爭時，讓臺灣成為國際大廠與研究機構在亞洲地區選擇合作夥伴的首選。」

事實上，目前中榮已是可以與國際先進細胞治療完全接軌的醫學中心，除了與多所大學研究機構的合作外，也有許多創新細胞治療業者主動與中榮接觸，並且在臺灣進行臨床試驗。

其中，二〇二四年二月《新英格蘭醫學期刊》（*NEJM*）刊登了一篇研究，由德國艾朗根紐倫堡大學（Friedrich-Alexander University Erlangen-Nürnberg）教授穆勒（Fabian Müller）團隊所發表。他們將CAR-T療法應用在頑固型紅斑性狼瘡病人身上，獲得明顯療效，而中榮將是這個團隊的合作夥伴。傅雲慶表示：「中榮是第一家與德國研究團隊接觸的醫學中心，並且準備好適合的病例，在臺灣進行第一例臨床試驗。」

另外，中榮與加州大學戴維斯分校（University of California, Davis）研究團隊合作，以基因修飾幹細胞治療糖尿病病人因感染造成的困難性傷口，這是全球第一個相關研究。

李冠德說：「糖尿病病人的下肢循環不良，當傷口感染時，就可能出現困難性傷口而導致必須截肢。加州大學戴維斯分校開發的細胞療法，將血管增生因子的基因ＶＧＦ，透過基因轉殖技術放進幹細胞中，在病人出現下肢發黑時，把經過基因修飾的幹細胞注入體內，即可避免出現困難性傷口。」

這項研究臨床試驗已經向美國食品藥物管理局提出申請，而在臺灣，則是由中榮向衛福部食品藥物管理署提出臨床試驗申請。「這次細胞治療臨床試驗所需要的細胞，就是在中榮的ＧＴＰ實驗室中製造，並透過臨床試驗設計注射劑量與幹細胞注射方式，」李冠德補充。

## 細胞治療的全方位發展

現在，中榮不但是全臺擁有最多國際合作細胞治療臨床試驗的醫院，同時也是與國際先進細胞治療研究機構交流最密切的醫學中心。

短短不到三年的時間，中榮的細胞治療已經達到全方位的發展目標。

首先，為了服務病人，中榮陸續進行二十件特管法規範的細胞療法，涵蓋退化性關節炎、困難性傷口、脊椎損傷、癌症第四期等不同患者，提供細胞因子誘導殺傷細胞（CIK）、自然殺傷細胞（NK）、樹突細胞（DC），以及間質幹細胞（MSC）等政府特管計畫批准的細胞產品。而中榮也是目前臺灣有能力提供血癌與淋巴癌CAR-T療法的四家醫學中心之一。

而針對罕見疾病，中榮也透過「恩慈計畫」，提供部分病人目前特管法還未開放的細胞療法，在過去兩年裡，共計為五十位病況困難的病人進行細胞療法，包括漸凍症、脊椎損傷與腦性麻痹患者。至於高階細胞療法的臨床試驗，中榮更已是臺灣擁有最多細胞治療臨床試驗的醫療機構，包括陸續通過的CAR-T、肺部纖維化、腦性麻痺、TCR-T臨床試驗。

李冠德表示：「許多合作案都在持續推進中，其中有不少非常創新的研究，這些科學家透過國際臨床試驗登錄平台找上中榮，希望透過醫學中心的臨床資源，實現從實驗桌到病床（From bench to bedside）的研究創新落地。」

這些與國際先進細胞治療團隊合作的成果，最終都將讓病人受益。李冠德說：「中榮持續累積的國際合作臨床試驗，將讓許多無法從現有醫療得到幫助的病人獲得希望，也會讓更多臺灣病人有機會成為最早受惠的一群，這就是我們希望達到的成果。」

在中榮的國際級醫療中心願景中，支撐起一切的是陳適安與團隊的初心：「以病人為中心」。過去幾年，中榮以不同角度推動的變革創新努力，實現在尖端醫療、精準醫療、再生醫療的飛躍升級，創造了醫學研究創新的連結，為病人帶來新希望，也讓中榮的未來醫療發展有了全然不同的高度。

# 第4部

# 深化——由內而外、持續擴大的影響力

啟動變革所帶來的爆發力，讓臺中榮總掙脫過去的束縛；從賦能到升級的精準布局，成為中榮奔赴未來的起跑點；而接下來，就是擴大變革的影響力，讓變革不只是一時、也不限於一人，而是全面開展、歷久彌新的深化。

打造國際級醫學中心不容易，十年樹木，百年樹人，從制度、流程、定位、到思維，在陳適安與中榮團隊努力下，變革如樹木生長般，向上成蔭、向下扎根，每一寸的增長推進，都是中榮立足臺灣、縱橫全球的實力。三年多來，共一千一百多人出國進修參訪、上千項向全球頂尖機構交流取經的建議提案、突破萬人的跨國研討會議與會人數，以及牽動金額數以億計的創新落地，由內而外、持續放大的影響力，讓中榮打造國際級醫學中心的願景，得以展翅起飛、生根茁壯、轉化落地。

# 第 1 章

# 讓影響力起飛

**鼓勵全員參與國際參訪進修的制度，**
**激發了更多願意投入研究的熱情，**
**也讓更多員工有積極投入變革創新的動力。**

鼓勵國際參訪與進修，在臺中榮總是執行多年的政策，但如同其他醫療機構或學術單位一樣，在實際執行面上，因為資源等條件的限制，使得原本希望透過交流與學習為組織注入的創新活水，只能慢慢靠時間累積。

就像過去四處奔走為學生爭取出國參訪進修的機會一樣，陳適安認為創新不能只靠自己慢慢嘗試，必須走出去看別人怎麼做。中榮團隊非常優秀，只要給予足夠機會與資源，打開眼界、跟上腳步，發展將遠不止於此。

## 國際交流腳步只快不慢

在受疫情影響的出國管制逐步解除後，從二〇二二年開始，陳適安就要求各部科積極規劃國際交流。內科部主任吳明儒說：「一看到有國際會議恢復實體舉行，我們就開始派同仁去參加，在臺灣其他醫院還在觀望時，中榮已經大量送人出去了。」

許多主管在那段時間都感受到陳適安的關心與「激勵」，研究部主任謝育整就說：「院長會督促各部科主管積極安排國際參訪，他總會說：『別人都有去國外學習，你們怎麼沒有去？』」

事實上，陳適安不只關心，也非常用心。在疫情期間，他規劃了一套完整的國際交流參訪計畫，包含建立募集經費的機制與平台，例如與櫻花文教基金會合作，成立櫻花醫學人才培育計畫，自二〇二二年下半年起，接受中榮員工申請受訓、研習、參訪、進修、從事研究及出席國際會議的經費補助，包括不同類型的國內外短期參訪進修，以及一年以上的長期研習補助。

陳適安長期累積的人脈資源，更是他為團隊鋪平通往國際道路的重要關鍵。他聯繫醫療界、學術界、產業界的舊識故交，爭取與頂級機構合作交流的機會，包括與美國麻省理工學院電腦暨人工智慧實驗室（MIT CSAIL）建立關係，雙方除了簽訂產研合作計畫，中榮更在二〇二二年九月就派出一支跨部科團隊到ＭＩＴ實地交流、受訓。

當時前往CSAIL受訓的放射線部科主任陳詩華，很珍惜這樣的機會：「以前我們很難想像，能與這麼多厲害的ＭＩＴ教授接觸、學習，整整一星期的受訓，用全球頂尖團隊的視角去看許多最新研究，這是非常難得的經驗。」

近幾年，中榮的參訪學習足跡遍布全球，包括美國、歐洲、日本、韓國等地，從著名學術機構到頂尖醫學中心，包括美國國家衛生研究院、哈佛大學、麻省總醫院、約翰霍普金斯大學附設醫院、康乃爾大學醫學中心、西達賽奈醫學中心、加州大學附設醫學中心、史丹佛大學醫學中心、英國牛津大學、德國波昂大學醫學中心、日本京都大學、韓國的首爾大學與延世大學等。

其中，達文西手術團隊前往美國，在手術輔助機器人開發公司「直覺」

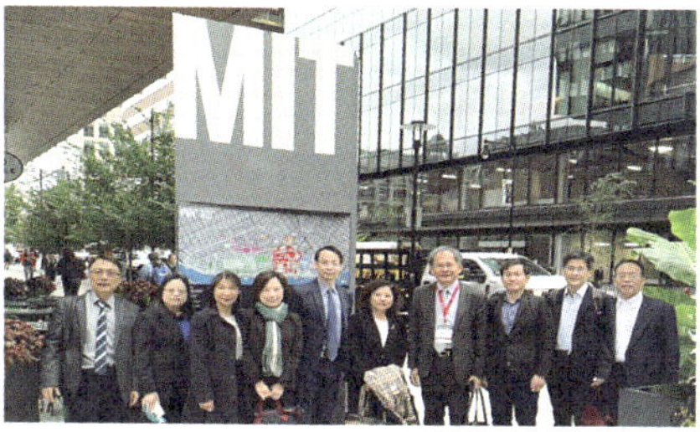

中榮同仁的參訪學習足跡遍布全球，
從著名學術機構到頂尖醫學中心都有，
美國麻省理工學院也是其中之一。

（Intuitive Surgical）所舉辦的「Intuitive 360」年會中進行成果發表，並參訪史丹佛大學醫學中心。而對於重要性持續升高的細胞治療，中榮派出細胞治療團隊，前往日本觀摩尖端細胞療法，並且與京都大學、大阪大學、三重大學細胞治療再生醫學團隊交流。在中榮積極布局的智慧醫療領域，除了與MIT CSAIL合作外，團隊也前往美國國家衛生研究院參訪學習。

兩年疫情，雖然延後了中榮擴大國際參訪的時程，但也為團隊爭取到更多空間，二〇二二年起，國際參訪人數快速增加。疫情前，平均一年僅有一百多個出國參訪名額，但二〇二二年的出國參訪人數突破疫情前高峰，達到一四九人，在二〇二三年更大幅躍增到五六五人。

## 不分職類、年資，全員參與國際交流

在中榮快速增長的出國參訪人數中，並不是只有醫師或醫學研究團隊，而是涵蓋各個部門、各個職類的員工。

牙體技術師劉于菁說：「在很多醫院裡，牙體技術師算是存在感不高的醫事職類工作，醫院不見得願意支持相關研究。但在中榮沒有這樣的問題，我按照院內流程遞交，就順利申請到出國發表研究成果的機會。」

劉于菁說出了許多不同醫事職類人員的心聲。因為僧多粥少的資源限制，過去大部分出國進修的預算，都集中在某些職類人員身上，或必須具備特定條件才能申請，但陳適安上任後，卻有不同的做法。

從事牙體技術工作二十多年的劉于菁說：「以前我就算想申請，也不見得符合資格，像是得先發表一篇第一作者的論文，或是要達到一定的論文發表數量等。但是院長盡全力鼓勵所有員工進修，只要研究被具有一定水準的國際會議接受，就有機會獲得支持。這代表主控權是回到我們自己身上，只要我們的研究夠好，就可以代表中榮出國去發表報告。」

工務室往往是醫院的非核心部門，更缺乏出國觀摩的機會，不過在中榮工務室擔任設計施工組組長的陳昭仁，就和團隊一起參訪韓國首爾大學附設醫院與延世大學附設醫院。

行程中，他看到很多值得借鏡的地方，「這些醫院的建築與中榮一樣，都有幾十年歷史，看到他們怎麼在舊有空間中實現新時代的設計氛圍，進而滿足新一代的醫療服務需求，從醫院動線設計到空間活化利用，讓我們得到很多啟發，後續進行新大樓規劃時，可以導入更多創新的做法。」

在中榮打造國際級醫學中心的路上，需要的是深入每一個環節的全方位實力升級。因此，對於醫師團隊，陳適安也打破年資的局限，向更多人開放機會。過去申請出國進修，通常只有資深的主管或醫師才能通過，但現在年資較淺的主治醫師、總醫師或住院醫師，只要提出具有價值的研究，就可以由不同管道申請出國發表論文或參與訓練。

以骨折創傷科為例，二〇二三年出國參訪交流計三十八人次，其中五個機會給了住院醫師，讓他們去發表論文。主治醫師出國，則是以學習新技術與操作新設備為主，目前十六位主治醫師中，二〇二三年就有四位分別去美國、日本等國家進修。骨折創傷科主任王舜平說：「在陳院長主導下，更強化年輕醫師的養成訓練，給他們更多機會。」

## 提供配套學習，創造最大效益

事實上，中榮這一套打破框架、鼓勵全員參與的國際交流制度，不只是找錢、給錢，更提供完整的教育訓練與配套措施，就是要讓每一次出訪都能創造最大效益。為了協助同仁在國際會議中成功發表研究，院內開設了一系列課程，包含投影片撰寫設計、簡報表達技巧、英文口說訓練等，就連同仁的報告如果需要翻譯、潤飾，也能夠在內部找到資源。這一系列課程後來也轉成線上學習系統，讓同仁可以隨時隨地上課。

而為了培養英文口說能力，院內很多部科有自己的訓練方式，以內科部為例，部分晨會就堅持以全英語開會。負責部分訓練課程規劃的血液腫瘤科主任滕傑林說：「一開始當然有同事不習慣，但進行一段時間後，到現在就成為非常自然的事。這也對我們之後出國開會進修，有很大的幫助。」

而在行程規劃上，中榮也希望出國的同仁在既定行程外，不論是就近安排去其他機構參訪，或是與會議中其他國家的專家建立聯絡管道、爭取其他機會，都要讓每一趟行程發揮加乘效果。

這樣緊湊的節奏當然辛苦，但是當同仁的眼界格局打開之後，過程的辛苦也就不算什麼了。就有主管笑著說：「第一天在機場大家看起來都很累，因為知道除了原本的會議外，還有滿滿的附加行程。但幾次下來我發現，愈到後面，大家反而愈興奮，因為真的會看到很多新的東西。」

事實上，這也是陳適安過去帶學生的風格。每次學生出國報告或進修，他不但會與學生仔細討論報告內容，還會為他們聯絡會議以外的學習機會，可能是就近在當地參訪不同機構，或者是聯絡同一場會議的專家進行交流。因為他知道，每一個行程都是學習的機會，特別是在國際級會議上，不只要讓更多人看到自己研究的成果，也要帶回更多推進研究發展的想法。

鼓勵全員參與的國際參訪進修制度，激發了更多願意投入研究的熱情，也讓更多員工有積極參與變革創新的動力。更重要的是，每位出國參訪進修的員工都知道，每一項帶回來的想法與建議，都有機會在院內落地成真。

## 七百份報告、兩千項心得建議

參訪交流回來後，寫報告是一項大工程。中榮員工除了一般報告外，還需要提交至少四項建議，包含院內可以導入實施的項目、具有發展潛力的臨床技術或基礎研究項目，甚至是需要改正的軟硬體建置以及行政流程。

中榮從二〇二二年逐步恢復出國參訪交流開始，單單兩年，就超過七百人次，這代表將有七百份以上的報告、超過二千八百項的建議。這麼多的參訪報告，不是只在各單位內部討論，也會送到包含院長在內的院部層級評估。

中榮主任祕書姚鈺說：「院長是每份報告都看、都批注，連在高鐵上或車上，他也是一有時間就拿出來一份一份看。如果有問題，他會跟寫報告的同仁討論，看到寫得特別好或是需要交辦的建議，就立刻在主管群組分享。」

在中榮服務超過三十年的姚鈺，對這些報告的效用非常有感觸：「我們就是透過很多這樣的做法，把中榮整體實力拉到更高的層次，這其中包括主管、一般同仁。現在院內隨時都有幾百個議題在討論、在進行，而且隨著持續進行國際參訪交流，還會有新的想法不斷進來。」

這些建議事項經過討論、拍板決定執行，就會由負責的單位接手，並追蹤執行進度與效果。這幾年，已經有多項提案逐步在院內實現。

護理部主任張美玉表示，目前在院內全面導入的電子床頭卡，就是護理部同仁出國參訪帶回的建議。中榮原本已有部分病房導入電子床頭卡，但受限於經費等問題，遲遲無法在全院實施。但護理部同仁參訪許多國際級醫院後，認為電子床頭卡不但是智慧醫療的一環，更可以即時掌握病人狀況，提升醫療安全性，因此，在報告中特別建議全面導入。

陳適安看到建議後也十分認同，立即交辦負責單位執行，讓電子床頭卡在全院「急性病房」的涵蓋率達到一〇〇%。

另外，門診治療中心設置的智慧燈光、智慧藥櫃，以及提供病人點心等服務，也出自同仁出國參訪報告中的建議。

## 持續連結，深化交流

中榮投入大量心力、資源，推動國際參訪交流與進修研習，除了希望引入全球最新的醫學發展外，也希望將中榮在未來醫療領域的成果帶出去，吸引更多潛在合作夥伴，進而建立跨國跨域合作網路。

因此，除了增加出國參訪、進修、參加國際會議的機會外，在臺灣舉辦的會議，陳適安也要求全院各個部科，以國際研討會取代原本的院際交流會議，並且增加邀請國際級專家實體參與或線上發表演講的比例。

一開始，團隊並不完全理解這位新院長的用意，甚至不知道怎麼做。就有醫師說：「其實我們不是不想做，只是不知道該怎麼做，更重要的是，我們對於國際研討會的規格與方法沒有概念。」

有一次陳適安看到會議內容規劃，發現好幾個議程從頭到尾只安排了院內團隊發表，就請所有主管第二天早上七點半來開會，「我在會議上清楚告訴大家，從現在開始，我們要辦的是國際研討會，不是成果發表會。」

陳適安也清楚，對於過去沒有太多機會參與國際會議的團隊而言，這樣的要求有一定程度的困難，因此他耐心協助，修改調整團隊提出的會議規畫，從題目、講者、主題內容的安排等，逐步引導同仁建立舉辦國際會議的制度及流程。陳適安之所以要求各個部科克服困難，舉辦國際研討會，和他四處奔走為員工籌措出國所需資源的苦心一樣，都是希望幫助團隊與全球最新的醫學研究、發展趨勢，產生更多連結。

在這樣的轉變中，團隊深刻理解到陳適安的苦心，也看到努力的效果。謝育整說：「院長要求每一個部科都要舉辦國際會議，針對個別領域與主題，定期與不定期邀請專家學者做專題演講。這些專家學者，許多後來都與中榮有進一步的合作。」

過去中榮舉辦的各種規模國際會議，一年頂多十多場，但現在，平均每年都超過五十場。這些透過不同形式與中榮產生連結的外部資源，也會交由國際醫療中心統籌，建立起一張專屬於中榮的專家學者網路，以推動未來的國際交流，或是某項特定主題的合作機會。

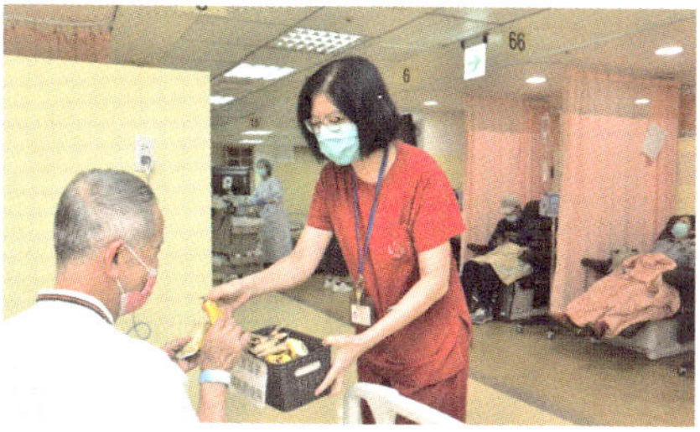

在門診治療中心提供病人點心的構想，
出自同仁出國參訪報告中的建議。
陳適安也提供其他醫院照片給同仁參考，
促成這個點子的實踐。

根據中榮二〇二二與二〇二三年的工作報告，單以全院級別的大型國際研討會來看，國外講者占整體講者人數比重，明顯翻倍增長。其中，二〇二一年舉辦的研討會僅邀請到三十位國外學者參加，占整體講者人數八．五%，但在二〇二二與二〇二三年，同樣級別的會議卻分別邀請到七十二位、五十六位國際級學者，占整體講者比重達到一六%。

其中，在二〇二二年舉行的臺中榮總四十週年院慶國際醫學研討會，更有二十七個部科參與，共邀請四百四十位國內外醫學暨跨領域專家發表研究成果，舉行二百五十二場演講，實體會議參與人數達到一千兩百位，而在線上觀看的人數則是突破三．五萬人。

## 吸引其他國家的醫師前來學習

除了透過國際研討會建立與國際專家學者的聯絡管道外，中榮在多項醫療服務與醫學研究的成績，也吸引許多國家地區的醫事人員前來取經。以二〇二三年為例，中榮就受理了來自越南、印度、印尼及新加坡等國家醫事人員的申請，包括醫師與其他類別醫事人員，共計二十六位。

「臺中榮總神經外科歷來有超過四分之一的科主任，擔任臺灣相關學會的理事長，代表我們在這個領域有相當不錯的學術研究地位，」在中榮服務已有三十八年的神經醫學中心主任沈烱祺有感而發的說：「陳院長上任之後積極推動的國際化也有很多成效，我們專長的微創手術領域，就吸引許多東南亞的醫師到中榮學習最新技術，這些從越南、印尼等不同國家來的醫師，原本在當地都已經是主治醫師，還是來到中榮學習，也與我們的團隊一起進行研究，並在SCI期刊上發表論文。」

細究中榮的有感變革，許多驅動創新的源頭，都來自於倍數躍增的國際參訪與進修，從制度到流程，從臨床到研究，從只在臺灣中部單打獨鬥到成為亞太區領先指標，又建立綿密的國際交流網路，影響力已經展翅高飛。

# 第2章

# 讓影響力生根

**變革所帶來的力量不只是一時的效果，**
**而是透過正向循環的持續深化，**
**在組織中生根並且茁壯。**

「追求卓越的醫療、教學及研究，以增進榮民、一般民眾以及全人類的健康。」這是揭示於臺中榮總官網上的醫院使命。做為國家級醫學中心，中榮除了提供以病人為中心的臨床醫療服務，也承擔了推動臺灣醫學研究與醫學教育發展的責任。

對於現階段醫療無法解決的問題，中榮積極布局的未來醫療，將是答案所在，其中包括急重難罕症的診斷治療，以及更有效、更低侵入性的技術等。這些撒下的種子，需要豐沛的人才與研究能量支持，而透過與大學機構、研究單位、跨領域產業合作，就能讓承載無數病人希望的未來醫療種子，在中榮生根、成長、茁壯。

## 臨床、研究、教學並重

中興大學醫學院副院長、也是中榮教學部主任黃金隆說：「我們常常會看到許多特殊疾病，是過去沒看過的，也無法用現有方法診斷治療，這時就可能需要用跨領域的先進診斷治療方法，例如透過基因檢測，確認是否屬於基因性疾病，是否需要採用細胞治療等新興療法。而透過與大學合作，大學的跨域基礎研究能在醫院臨床找到實證的場域，而在醫院臨床上遭遇的難題，也可能從不同領域的基礎研究中，找到解決問題的突破點。」

因此，在中興大學獲得教育部許可成立學士後醫學系時，陳適安認為，這是中榮擴大學術研究合作能量的最好機會，畢竟，相較於其他大型醫學中心都擁有自己的醫學院，在這一點上，中榮明顯吃虧許多，但如果能與中興大學建立緊密的教學研究合作關係，等於可以讓中榮獲得更多人才與研究能量的挹注。也因為如此，陳適安全力促成中榮與中興大學學士後醫學系的合作，從出人、出錢、到出力，包括鼓勵同仁到中興大學擔任教職、在中榮設立最高等級的解剖實驗室供教學使用、協助募捐大體老師等。

被指派轉任中興大學學士後醫學系主任，現已升任為醫學院副院長的黃金隆，說明這所學校的特色：「中興大學後醫系採取的是哈佛大學模式，哈佛大學醫學院沒有自己的醫院，而是和周遭十五家醫院及醫學中心進行整合。而中興大學後醫系也獲得中部地區醫院的支持，包括中榮、彰化基督教醫院、童綜合醫院及秀傳醫療體系，除了提供師資，也提供醫學生臨床訓練。」

黃金隆所提到的「哈佛大學模式」，指的是中興大學與美國哈佛大學一樣，本身都沒有成立附設醫院，而是與所在地附近的醫院合作。而與哈佛大學合作最密切的麻省總醫院（Massachusetts General Hospital, MGH），就是哈佛大學最重要的生物醫學研究基地，在這裡進行的生物醫學研究，始終領先全球，讓它成為最具研究創新代表性的國際級醫學中心。

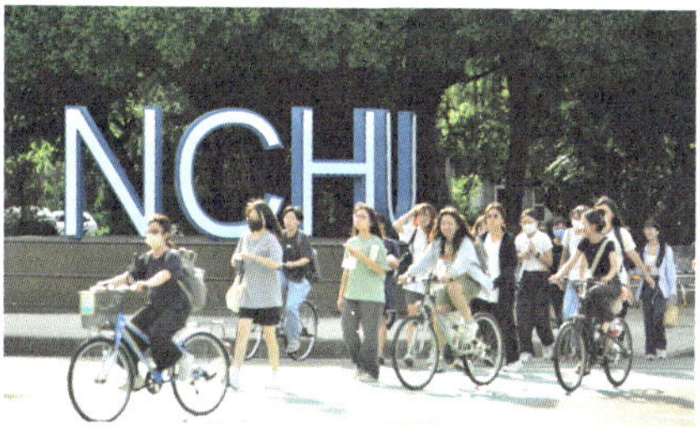


透過與中興大學後醫學系的合作，
中榮期盼引入更多研究資源與研究項目，
打造發展醫學創新研究的環境。

以麻省總醫院為範本，中榮期盼透過與中興大學後醫學系的合作，引入更多研究資源與研究項目，打造發展醫學創新研究的環境。

「中興大學是綜合研究型大學，本身具有深厚的研究量能，但是大多屬於基礎研究，但透過與中榮合作，就可將基礎研究成果推展到臨床應用上。而中榮透過日常臨床治療的病例，特別針對困難疾病成因或者罕見疾病療法，與中興大學基礎科學研究項目合作，藉由科學研究創新的力量，進而帶動臨床療法的突破，」黃金隆說。

例如，中興大學所開發的臺灣第一個蓬萊低升糖水稻品種「興大三號」，就可與中榮的新陳代謝科合作，開發適合糖尿病病人的食品，為長年受血糖與飲食控制困擾的病人提供更好的解方。

事實上，雙方也在智慧醫療與精準健康的領域進行研究合作，在二〇二二年顯示器產業年度盛會「Touch Taiwan」中，就共同展示遠端即時心肺復健訓練與自動監控回覆裝置及方法、室內空氣汙染追蹤調控方案等成果。

黃金隆看到許多可能，「除了基礎研究與臨床整合的研究成果外，透過與中興大學技術團隊的合作，也可將過去中榮獲得國家新創獎的醫學技術進行產品化，例如人工智慧輔助辨識抗核抗體（ANA）螢光型態、止痛藥物當量趨勢分析決策支援系統、氣喘管理資訊系統等。」

## 與多家大學聯盟，加速跨域合作

在許多場合中，只要提到在不同未來醫療領域的發展策略時，陳適安總是再三強調與大學機構等外部夥伴合作的重要性。在介紹智慧醫療時，他曾經提到：「目前與中榮合作的國內外教授學者至少上百位，因為要發展人工智慧等新興技術，就必須多與學校老師合作，以此掌握最新的研究成果與技術突破，這也是中榮積極推展的方向。」

除了中興大學，中榮也與多所大學在不同領域進行深度合作。

以智慧醫療領域為例，中榮透過整合學界、醫界，以及科技產業界的研究開發資源，自二〇二二年起，陸續與多所大學與科技大廠建立起學研智慧醫療網路，以優化醫療照護模式為創新發展方向，串聯基礎研究、臨床應用、產品設計、商用推廣等價值鏈環節，開發多項創新智慧軟體與智慧醫材。

其中，中榮在二〇二二年與陽明交通大學、中興大學共同進行十九件智慧醫療合作案，而在二〇二三年，更增加東海大學與靜宜大學等院校，進行了二十五件智慧醫療合作案。

許多醫師做研究時有不少想法，可能遠超過醫學的範圍，透過與大學合作，引進其他領域的專業，就能把創意付諸實現。骨折創傷科主任王舜平說：「以前要自己找人合作，非常困難，但隨著中榮與許多大學建立關係，就可以加速推動跨域合作。」

例如腳部骨折的術後病人，需要注意踩力負重，避免造成鋼板斷裂，但受到設備限制，他們只能在醫院測量踩力負重。骨折創傷科一直在思考如何開發穿戴式裝置，讓病人在日常生活中也能隨時測量踩力，減少受傷。中榮透過與陽明交大的合作，採用陀螺儀偵測重力加速度的數據，再用機器學習進行計算，以智慧手錶來測量，開發出智慧踝力負重測量器。

王舜平說：「這個想法之所以能夠成為研究計畫，並持續推進到做出原型產品，就是因為我們建立與陽明交大的合作聯盟，加快了發展的速度。」

## 建立正規教職申請升等管道

在陳適安所推動的全院薪資合理化方案中，將教職升等與薪資調整連動，以鼓勵醫師投入教學與研究。黃金隆說：「以主治醫師的基本薪資來看，如果通過教育部認定的講師資格，底薪就會從七萬升到九萬，助理教授則會到十萬。而在中榮重新設計的敘薪制度中，也透過實質的薪資增加，鼓勵所有同仁申請教職，參與教學研究。」

事實上，許多中榮醫師原本就在不同學校擔任教職，但在申請升等時卻經常遭遇與專業無關的困難。有人是因為工作忙碌，無法南北奔波兼顧教學與臨床工作，也有人曾經兼任教職多年熬到可以升等，卻遭到被學校通知不續聘的不合理對待。

陳適安在與許多主管討論薪資制度變革的做法時，發現不少部科主治醫師擔任教職多年卻無法順利升等，細究之下，才發現原來存在著前述困難。這表示如果不能為醫師解決升等問題，不論立意多好，都無法讓升等與薪資連結的制度順利推行。

中榮與中興大學合作後，由於同在臺中的地利之便，再加上都是公務機構，只要按既有制度辦理人員借調，中榮的醫師就可以到中興大學擔任教職。當時中興大學需要的醫學專業師資約三百多位，而來自中榮的專任與兼任師資就超過一百位。根據中榮二〇二二年工作報告，當年度受聘教師共計有一百二十六位，其中，包含專任教職四十四位、兼任教職五十五位，以及合聘教職五十五位。

協助許多同仁申請教職升等的黃金隆認為，這個合作對同仁幫助很大，

「與中興後醫系合作後，同仁可以得到公平的升等機會，只要專任滿三年、兼任滿六年，就可以根據研究成果申請升等，讓醫師能夠專心在教學與研究工作上。」

## 務實推展研究工作

為鼓勵研究創新，中榮做了許多努力，從優化流程、改革制度、募集資源到串聯合作，每一項行動都與策略目標精準對齊。此外，不只提供升等加薪的誘因，更提供出國參訪交流進修的資源，為員工創造對的環境，進而建立激發研究熱情的正向循環。

事實上，研究能量擴充是陳適安一來到中榮就不斷提及的重點，但就如同陳適安過去做事的風格，他並沒有採取躁進式的做法，因為他知道以當時中榮的體質狀況，需要用更細緻的手法讓研究能量增長。

中榮醫學研究部主任謝育整，過去也曾經是陳適安的學生，他非常知道老師要求精準、紀律、當責的原則，而在研究工作上，他更清楚知道陳適安要在中榮發展的研究不是放煙火式的做法，而是要以「務實」做為原則推展研究工作。

陳適安將擴大中榮醫學研究發展的任務交付給謝育整時，提出了以身作則、目標方向必須清晰、有效溝通、提供團隊激勵支持、關注同仁職涯發展的五大方向。

「院長特別叮嚀所有主管都要以身作則、成為同仁的榜樣，要以當責的態度帶領同仁，用自己展現的熱誠感染同仁，塑造優質的研究團隊文化，」謝育整說。

他補充，陳適安還說明領導時必須要有清晰的目標方向，包括院部推行的政策目標，在執行上要做好專案管理，掌握執行進度，準時達成設定目標，遇到困難必須主動回報，尋求共同合作解決的方案；不論是主管或者同事之間，所有溝通都必須是有效的，讓資訊能夠對稱且透明，主管也應該願意傾聽建議，在團隊中建立信任感。

在建立團隊的過程中，陳適安提醒謝育整，必須了解成員的強項與弱點，提供必要的支持協助，即時的激勵措施更不可少。再者，關心同仁的職涯發展期望，提供培訓進修機會，透過出國進修或參訪交流，持續鼓勵同仁學習並提升專業能力，進而培育出具有堅強研究量能的團隊。

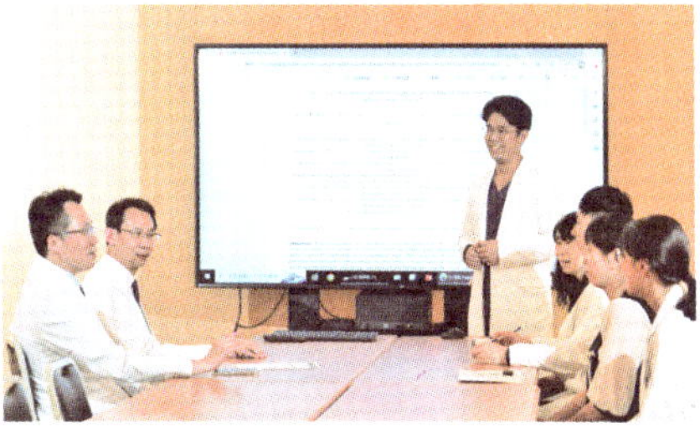

中榮提供充足的資源，
鼓勵年輕醫師投入學術研究，
希望他們成為在臨床、研究、教學方面，
都能並重的一代。

研究能量的提升擴充並非一蹴可幾，但千里之行、始於足下，陳適安上任後除了發現當時中榮研究團隊人力不足、缺乏與醫學院或其他學術機構的合作支持等問題外，也很快發現，中榮在研究領域與研究項目的布局也不足，既然現在設定的目標是要成為國際級醫學中心，就要做出全面性的調整。

過去十多年，腸道菌相研究早已成為全球熱門研究主題，有關於腸道微生物與多個不同疾病之間的關係，更是世界各地科學家積極投入的重點領域，但陳適安發現，中榮居然沒有這類相關研究。於是，他找來謝育整針對腸道菌相研究進行籌備。

「腸道菌相研究與全身疾病都有相關，但過去因為這個主題很廣，中榮一直都沒有找到比較適合的切入點，」謝育整說：「陳院長認為這是一個值得著力的重要主題，於是提供連續三年、每年五百萬的研究經費，正式在中榮啟動腸道菌相研究工作。我們在啟動的半年裡，每一週都請外部專家來演講，讓團隊了解目前最新的研究趨勢，院長也積極和我們一起討論題目，並且鼓勵我們向外尋求協助，例如聘請特約研究員，以加快研究工作的推進。」

## 讓同仁在研究上得到更多支持

而為了解決中榮本身沒有醫學院支持研究工作的缺憾，陳適安除了大力推動與中興大學後醫學系的合作外，更要求醫學研究部要與國內外大學建立緊密的合作關係，謝育整說：「目前中榮與臺灣中部十所大學、陽明交大、國衛院都有研究計畫合作，並與日本、德國等國外大學也開始合作。」

謝育整非常有感的表示，「過去幾年，中榮的研究環境條件與研究風氣和過去已大不相同。院長到任前，院內一年的研究經費可能只有七千萬到八千萬水準，但二〇二三年，已經增加到一億三千萬，就連國科會研究預算，過去中榮一年最多只有二千五百萬到三千萬，但現在一年從國科會取得研究計畫的預算就可達到八千萬元。」

為了鼓勵院內研究風氣，陳適安更從制度上要求做出改變。謝育整說明，其中包括針對同仁提出的專案計畫，採取隨到隨審的做法，以此加快研究工作的推進效率，而一旦獲得審查通過，就以績效獎金的方式即刻支付。每年更全面性的調查研究需求，彙整同仁提出的想法與問題，讓他們在研究這條路上能夠得到更多支持。

為了讓中榮的研究能量能夠持續擴散壯大，陳適安更是每隔一段時間就提出「升級版」的做法，例如原本中榮同仁如果取得國科會研究計畫，也可以在院內獲得一定比例的補助，以此鼓勵同仁爭取更多國家級的研究計畫。

陳適安說：「我們現在正在評估，要把獲得國科會研究計畫的院內補助金額再拉高，因為我們看到其他醫學中心有類似做法，幫助他們的同仁有很好的研究成果表現，這是我們應該要學習跟進的。」

此外，針對年輕醫師，陳適安更是希望從一開始就鼓勵他們成為臨床、研究、教學並重的一代，因此，中榮在二〇二四年舉辦陽明交大與中興大學參訪團，參與者都是年輕的主治醫師。謝育整說：「我們帶了五十位年輕醫師去跟陽明交大的老師進行交流學習，參訪回來之後，如果有醫師寫出研究計畫、並通過審核，醫院就會提供資金支持研究，而院長針對這項計畫就撥了一千萬元，要鼓勵年輕醫師投入研究。」

## 研究能量大放光芒

中榮團隊對研究工作的熱情程度，直接反應在論文與研究計畫的數量變化。根據中榮年度工作報告資料，二〇二二年前九個月，SCI論文發表數量為五百零六篇，較前一年度同期增長超過二〇%。同時論文品質評比也獲得提升，以被期刊引用次數計算出的影響指數值（Impact Factor, IF）來看，中榮二〇二一年的論文平均IF值為六·〇八%，但在二〇二二年前九個月發表論文的平均IF值，則提升到七·〇六%。在二〇二三年，中榮團隊共計發表六百三十四篇SCI論文，論文產出數量持續增長。

在研究計畫申請部分，單以二〇二三年院內核定研究計畫數量來看，共計二百五十三件，較前一年度增長二五．二%。再加上包含大學院校、國衛院、榮陽計畫、榮嘉計畫等其他合作型研究計畫，整體的研究計畫數量達到五百零八件。

回顧過往，更可以明顯看到，中榮院內外研究計畫數量由二〇一九年的三百七十二件，一路成長到二〇二三年的五百零八件，增長幅度達到三六．五%。更值得注意的是，相較於過去院內型研究計畫占多數的狀況，自二〇二一年起，中榮院外研究計畫金額已超過院內研究計畫，二〇二二與二〇二三連續兩年都逼近二億元，較二〇一九年當時僅有一億元出頭接近倍增。

同仁的研究熱情明顯提升，即使在疫情期間也不間斷，以內科部為例，論文產出持續增加，而且兩年內就多了一倍。

謝育整表示，過去中榮的論文發表數量，在全臺醫療機構中大概排在第十三名，但過去這幾年一路從第九名進步到第七名，與第六名更只有非常小的差距。

內科部主任吳明儒也非常有感的表示，長官們一直鼓勵大家不要被疫情耽誤研究進度，在工作分配調整上，要能夠讓同仁兼顧研究，透過數位工具持續進行國際交流。他說：「那時陳院長常常提到的一個觀念是，在其他人都停下來的時候，如果我們繼續努力向前跑，等到疫情結束、一切回復正常，那時我們就超前了。」

在共同打造中榮成為國際級醫學中心的這條路上，陳適安與團隊所推動的每一項變革，都強調策略到行動計畫的精準執行，建立了正向循環的模式，從明顯增長的研究能量就可看出。如同中榮團隊在疫情期間仍不停歇的研究熱情，變革所帶來的力量不只是一時的效果，而是會透過正向循環的持續深化，在組織中生根成長。

# 第3章

# 讓影響力落地

**以醫學中心的角色做為核心樞紐，中榮串聯來自研發、開發、應用等不同面向，讓許多未來醫療的概念成為實際的產品與服務。**

二〇二四年五月，在新政府交接前夕，共同出席一場新書發表會的蔡英文總統，及國軍退除役官兵輔導委員會主任委員馮世寬，不約而同在致辭中提到，目前在許多榮民之家導入的遠距醫療照護系統，不但讓許多榮民免受舟車勞頓之苦，就可以得到優質的健康照護，更減輕了榮民之家醫療照護人員的負擔，提供更好服務。而這套結合遠距醫療與智慧醫療的照護系統，正是由中榮開發導入。

在二〇二三年出版的《啟動未來醫療：臺中榮總四十年的蛻變與開創》的序文中，當時擔任退輔會主委的馮世寬更是特別提到，他在二〇二二年八月到中榮參加遠距醫療成果展時，看到中榮運用AIOT-5G技術，建構全國最大規模的遠距照護中心，當天十六個線上診療同步進行，讓榮民無須奔波就能得到需要的醫療照顧。他滿心感動，忍不住當場對中榮院長陳適安說：「你講的是真的！」

簡單一句話，卻滿是讚賞，肯定中榮為行動不便的年長榮民及偏遠地區居民，提供了最扎實的醫療照護。

「未來醫療」，這個被許多人認為是「未來式」的名詞，在中榮卻已經落地轉化為真實場景。陳適安與團隊共同推動的未來醫療，不是不知何時實現的未來，而是在向前推進的過程中不斷實現的成果。

## 臨床試驗數量大幅攀升

對所有投入醫學研究與醫療科技的團隊而言，走出實驗室這條路，經常比想像中更漫長。因為，一個想法要成為實驗室的研究計畫，可能只需要團隊加倍努力；但要走出實驗室、走進病房，甚至走入市場，絕不是單靠研究團隊就能成事，必須經歷試驗、轉化、設計、商用等不同階段的磨練。

其中，臨床試驗中心與技術移轉中心，就扮演非常重要的角色。

雖然中榮很早就成立這兩個中心，但偏向任務性編組，較缺乏積極運作。臨床試驗科主任傅彬貴說：「過去中榮的臨床試驗中心與技術移轉中心，不論是規模或量能，在臺灣醫學中心的排名都不是非常前面，但陳適安院長非常鼓勵我們創新、改變既有架構，提升臨床試驗中心的效率。」

過去臨床試驗中心平均一年僅有約八十到九十件新案，二〇二三年已經成長到一三〇件，成長幅度超過六〇%。其中，第一期、第二期等早期臨床試驗占整體案量的比重，過去頂多二〇%，現在已經超過三五%，甚至接近四〇%。傅彬貴補充：「早期臨床試驗的條件要求更嚴格、更複雜，由此也可看出，中榮整體臨床試驗的發展確實有顯著進步。」

基於發展生醫產業的政策，衛福部於二〇二〇年發布推動臨床試驗發展

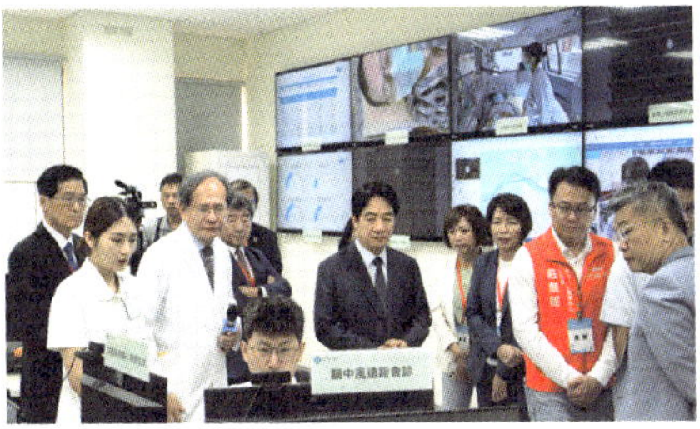

中榮的遠距醫療照護系統，
為行動不便的年長榮民及偏遠地區居民，
提供了最扎實的醫療照護。
圖為賴清德總統視察中榮的遠距會診。

計畫，鼓勵醫學中心強化臨床試驗中心的規模與試驗品質，取得「臨床試驗新型態卓越計畫」的資格，希望讓臺灣成為國際藥廠與生醫廠商的重要夥伴。

## 有能力提供高品質臨床試驗

中榮在陳適安的積極主導下，於二〇二三年底通過資格審查，二〇二四年正式成為卓越臨床試驗中心。

傅彬貴表示，這代表中榮有能力提供符合國際大廠標準的臨床試驗服務。他說：「提供高品質臨床試驗的能力指標，包含了醫療服務品質、收治疾病複雜度、病人數量與類型、醫療服務評價等，硬實力加上軟實力，所有條件必須全部到位，不是花錢買設備就可以。」

取得卓越臨床試驗中心資格，的確有助於中榮進行跨國合作。其實在申請期間，中榮就開始與國際大廠接觸，傅彬貴說：「原本就有許多國際機構肯定中榮的能力，因此我們陸續跟多家國際大藥廠洽談，簽定合作意向書等協議，其中包括輝瑞、諾華等國際藥廠。而CAR-T細胞療法，中榮就是加州大學戴維斯分校（UC Davis）在亞洲唯一的臨床試驗據點。」

臨床試驗中心是國際藥廠新藥進入臺灣市場的窗口，也是本土生醫研究開發的重要關鍵，傅彬貴表示：「臺灣生醫發展政策非常鼓勵自行發起的臨床試驗，由醫師或醫療團隊針對藥物、技術、醫材等不同項目進行臨床試驗，包括老藥新用、醫療技術、醫療器材等。因此，我們的臨床試驗來源不是只有國際藥廠委託，還包含臺灣本土醫療產業或是醫療場域的創新成果。」

對於中榮臨床試驗中心的未來，從傅彬貴充滿幹勁的聲音中就可以聽出他的期待，「臺灣醫療服務品質好，病人參與試驗的意願很正面，試驗主持人與團隊的素質高，參與試驗的病人收案品質非常穩定，再加上成本較歐美更低，在亞太地區，臺灣還是最具代表性的選擇。」

也因此，中榮已經開始規劃下一步。與許多國際大型藥廠與生技公司建立起長期合作關係的杜克大學學術型臨床研究中心（Academic Research

Organization, ARO），就是傅彬貴為中榮臨床試驗中心設定的目標。

傅彬貴說：「杜克大學成立的ARO，一年可以創造高達一億美元的收入，合作對象遍布全球，這就是中榮努力的目標，讓更多國際藥廠選擇在臺灣做臨床試驗，也讓中榮成為國際大廠首選的試驗基地。」

## 跨域技轉，擴大醫學研究出海口

相較於臨床試驗中心，中榮技術移轉中心讓研究落地的力道更強大。同時擔任技術移轉中心主任的傅彬貴說：「陳院長非常重視技術移轉制度流程的建立，希望以此加速讓更多技術移轉在中榮發生。」

在陳適安的發起與推動下，中榮與中興大學、成功大學、中科、南科共同成立了「五方產學聯盟」。聯盟中的夥伴，將聯合推動跨領域產學技術移轉，包括醫療設備、醫療器材、智慧醫療裝置，以及醫療用軟體等，讓醫學中心的價值不只是提供醫療服務，而是一股擴大研究創新的影響力。

中榮的技術落地之路，不只從研究、開發、生產的價值鏈面向思考如何加速產品落地轉化，更針對長期蓄積研究與創新能量，做出更通盤的規劃。

在陳適安為中榮擘劃的產官學合作藍圖中，串接了來自中興大學、陽明交大、中山醫學院、國防醫學院的學術研究資源，再加上多個研究機構如工研院與國衛院的參與，以及醫療臨床實驗場域聯盟夥伴，如多家社區醫療院所機構，以及包含榮民之家在內的中部區域醫養整合照護體系，並且與輝達、廣達、中華電信、研華科技、宏碁醫智等企業建立技術服務合作關係，進而為中榮打造出一張連結跨域創新能量的網路。

## 成為未來醫療創新連結點

以醫學中心的角色做為核心樞紐，中榮串聯來自研究、開發、應用等不同面向，讓許多未來醫療的概念成為實際的產品與服務。五方產學聯盟，就是讓研究項目加速實現的機制，特別是與中科、南科的合作，更是直接帶入產業鏈的角色，透過持續疊加的產業技術資源，例如特殊材料、特製模具、精密儀器等核心技術，進一步提高技術落地轉化商用的價值。

除了加快自己的研發落實，中榮技術移轉中心也期待成為產學合作的連結點。傅彬貴表示：「當企業需要與臨床醫師合作時，中榮就有一套機制，可以快速找到對應企業需求的臨床醫師；同樣的，當臨床醫師需要找企業開發設計產品時，也可以透過技術移轉中心找到適合的廠商。」

中榮的技術移轉活動呈現快速成長的趨勢，目前已經有兩個案子通過衛福部食藥署認證，也有包括智慧醫材、智慧照護裝置等項目技轉給廠商進行開發生產，可創造技術移轉與權利金等收入。過去中榮技術移轉合作案的規模較有限，平均一年約一千萬元上下，但二〇二三年已經接近四千萬元水準。

除了技術移轉與產品商用，中榮技術移轉中心也針對鼓勵衍生新創進行規劃。傅彬貴說：「鼓勵衍生新創的確是我們下一步推動的方向，可以透過技轉給企業後，合資成立新創公司共同開發產品，不論是藥品、技術或者器材等，在醫院臨床環境通過認證後，進一步被納入健保給付，更有效率的整合從研究、臨床到產業化的價值。」

從鼓勵研究發展、建立學術交流管道、打造產業聯盟網路，中榮不只打造出一張綿密高效的創新網路，更因為在研究教學、醫療服務、臨床試驗、技術移轉的深化布局，成為匯集多方創新價值的連結點，實現「臺灣自造，引領全球」的自我期許。

第5部

# 永續——人文初心，燦爛恆久

臺中榮總院長陳適安對於醫學人文的重視力行，遠遠超過許多人的想像。正因為有數十年的醫學生涯，他知道，醫學有極限，而人文，卻具有挑戰極限的力量。

陳適安認為，醫學的本質在於與人對話，醫者是站在科學與哲學相遇的交點。他希望同仁在從事醫療服務的過程中，能夠有更多空間餘裕思考身為醫者的使命，當醫學與人文開始對話，人文的溫暖與哲學的智慧，將是除了醫學技術之外，有助醫者勇於挑戰的動力。

細究中榮推動的每一項變革，幾乎都能找到鑲嵌其中的人文價值，與病人、家屬、員工、夥伴緊密相連。

帶著銘記不忘的人文初心，陳適安與團隊持續深耕開墾出的這一方醫學人文沃土，將為中榮栽出一片綠蔭參天、繁花滿枝的燦然永續。

第1章

# 醫學人文，化虛為實

**打造明亮與溫暖的空間、舉辦各種藝術活動，**
**也是中榮變革中重要的一環，**
**要讓病人、家屬與醫護同仁，擁有被珍惜的感動。**

在臺中榮總四十週年醫師節醫學人文紀錄片中，陳適安提到：「最好的醫學，是以人為本的醫學，這才是現代化的醫學。」短短一句話，凸顯陳適安對醫學人文價值的重視。在中榮，不只是看重教學研究與臨床醫療，對於人文價值的全方位實踐，更有著讓人稱許的標竿性做法。

對於醫學與人文之間的關係，陳適安有非常深刻的認知，他認為所謂的醫學人文，最終目的在改造醫學與人之間的關係，包括醫事人員終其一生追求的醫學使命，以及醫病關係等。

陳適安認為，在醫療機構高強度的壓力氛圍下，會快速磨損醫事人員原本在養成訓練中重視的人文思維教育，在生死無常之間，有些重要的人文精神或許會被忽略，被當成輕如鴻毛、無關緊要。

他感慨的說：「醫學生醫學人文修養最好的時候，通常是在他們大學六年級、七年級，也就是進入職場前；但在進入職場後，受限於工作愈來愈繁重，再加上缺乏重視人文價值的環境條件，久而久之，就會有一些所謂的倦怠感，甚至是將冷漠麻木視為現實常態。」

正因如此，在陳適安接任中榮院長後，就將醫學人文定為重要的發展方向之一，與其他醫學專業領域並列並重。更重要的是，陳適安在中榮擘劃的醫學人文發展篇章，不只是花團錦簇的華麗文章，而是步步到位的實踐。

## 為舊建築注入新能量

中榮有一條長廊，幾乎所有人每天都會經過，老舊而斑駁的磨石子地板、怎麼擦都擦不乾淨的玻璃，就像過去許多人對中榮的第一印象。

但是，這條原本昏暗老舊的長廊，現在卻是中榮一道美麗的風景。一整排透亮的玻璃，沒有阻礙的讓光線自然灑落進來，經過的人，偶爾會被美好的陽光提醒，轉頭看向窗外，就是滿眼新綠的園景。而另一側的牆面上，則是不定期更換的藝術作品，有時是充滿想像力的畫作，有時是讓人忍不住停下腳步想更仔細感受的攝影作品。

每天在不同大樓間來來去去的醫護人員笑著說，自己對距離的感知力改變了。「走到手術室要穿過三棟大樓，以前總是覺得這條路很遠、要走很久，但有一天，我突然發現怎麼這麼快就到了！其實距離沒變，還是同樣一條路，只是這條路變成了藝術走廊，我常常一邊走，一邊看畫或攝影作品，不知不覺就到了。」

將老舊玻璃門窗全面換新，創造出空間的開放通透感，對於一個正在進行變革的組織而言，無疑是一個清楚的訊息，強化所有人對「改變」這件事的共同感受。

上任院長的第一天，陳適安與主管走遍院內每一個區域、每一個樓層，在他眼中，中榮的建築具有時代性的歷史意義，但需要透過設計注入新活力，讓在其中行走、生活的人感受到被照顧的心意，而且從跨入院區的第一分鐘開始，就能感受到。

陳適安說：「我上任後優先做的事之一，就是改善醫院空間環境，因為這是會讓員工、病人、家屬最能直接感受到的改變，所以不但必須要做，而且要加快速度完成。」

中榮有四千多位員工，再加上每天超過一萬人次門診或住院的病人、家屬聚集在此，陳適安認為，每一天、每一分鐘，都有幾千人、上萬人與這個院區的環境、設施產生互動，院內空間的重要性絕對不容小覷。

「對於病人與家屬而言，他們多半是因為身體病痛來到醫院，如果空間的設計，能夠讓他們感受到體貼與溫暖，我相信，這對他們渡過生命中這段艱難時刻有幫助。而同樣的，對於大部分時間都在院區工作的員工而言，這裡是他們實現醫療服務承諾的地方，我們要讓他們感受到，這份奉獻是被尊重、也是被珍惜的，」陳適安有感而發的說。

所謂人文，就在於重視每一個人的價值，同理人與人之間的關係，讓人與環境之間的關係達到平衡。這也是陳適安為何如此堅持，上任後就要立即啟動院內環境改造的原因。

## 全方位的環境改善

中榮主任祕書姚鈺，是當時陪著陳適安走遍院區的主管之一，他對團隊的認真非常有感，「過去這幾年我們做了很多環境改善，小到一片玻璃、樹種的選擇或花草的布置，大到許多設施的升級、更新，都有院長與團隊用心的痕跡。」

從一個小故事，就可看出陳適安對於院內環境的改造有多在意。

當時，陳適安每次經過院內花圃，都會看到很多雜草，心裡一直納悶，這些花木明明都有請專門的園藝公司負責，應該會定期整理，為什麼還會出現跟人一樣高的雜草？

有一次，陳適安知道隔天安排了與園藝承包商的會議，前一天晚上下班後，他刻意走到花圃拔了一根雜草帶回家。第二天開會時，他拿出那根準備好的雜草問承包商：「我想請問，以你們的專業來看，這根草要長得這麼高大概要花多少時間？」

承包商看了一下說：「報告院長，這應該要半年才會長這麼高。」

陳適安當場嚴正回覆：「這根草是我昨天晚上在院內花圃拔的，這代表你們已經有半年沒有除草了是嗎？」

「承包商可能從來都沒想過，院長居然會看到這麼小的細節。但這就是院長的管理風格，他不只會看到細節，更會看到管理的重點，」當時也在這場會議的姚鈺回憶說：「自此之後，不論是承包商或是管理承包商的主管，對於院內環境改造工程的品質，都不敢再掉以輕心。」

從二〇二一年開始，中榮每年進行的室內整修工程平均在二十件上下，超過以往每年啟動的數量，其中，包含醫療空間與門廳、走道、戶外等公共空間的改造，效果令人驚豔。

中榮工務室主任伍南彰以採光為例：「在此之前，中榮許多樓層使用的都是三十、四十年前那種黑色的鋁門窗框，現在幾乎全部淘汰，換成視覺上更為明亮簡潔的不銹鋼材質，再搭配通透性更好的大面積玻璃或落地玻璃，透過色彩與光線的改變，讓建物內部空間有了完全不一樣的氛圍。」

離職一段時間再回到中榮的員工，比較了前後的變化，「以前院內經常有人反映的問題，就是硬體設備老舊，有時候下雨還會滲水。這也是沒辦法的事，許多建築物都是三十幾年前蓋的。但現在不一樣了，我剛回來的時候，看到中榮的改變，只能用『煥然一新』來形容。」

現在走進中榮，氛圍完全不同，枯黃的草地變成綠地，過去不會引起注意的角落成了拍照取景的地標。在門診大廳，色調灰暗的老式座位撤下，換

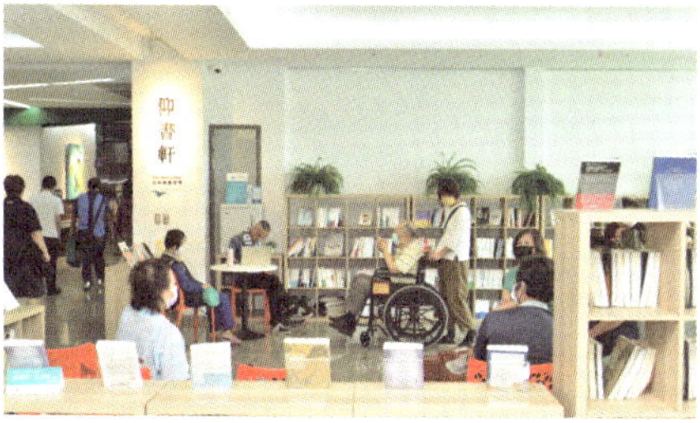


門診大廳的公共閱讀空間「仰書軒」，是中榮團隊以藝術美學為橋梁，實現醫學與人文的融合共生。

上色彩鮮亮的造型沙發，讓病人與家屬有更舒適的地方略作休息。與其他醫院等候區明顯不同的設計風格，同時改變了整個空間的氛圍，讓來到這裡的人，感受到中榮希望傳達的體貼心意。

透過設計為老建築注入暖心感的例子，還有一個。原本只是鐵皮遮頂的角落，現在變身為有著玻璃屋頂的溫室花園，其中設了一個小小咖啡亭，讓員工在急促奔忙的日常，有一個暫歇的空間。

在中榮四十週年攝影比賽的作品中，有一幅作品拍攝的角度是一條連結兩棟建築物的走廊，明亮的燈光在光潔地板上反射出一道延伸向前的光帶。由不同色溫區塊組成的白色基調空間沒有冰冷感，反而因為光線與色彩合作渲染出的和諧，再加上從牆面藝術作品躍入的顏色光彩，讓整個畫面有了煦然的溫度。走廊上，兩位坐在輪椅上的病人迎面相望，從畫面流動的想像中，觀者彷彿看到兩人擦身而過的瞬間，為彼此加油的微笑。

細看院區環境的改造工程，除了硬體的翻新、升級，更重要的是，陳適安與團隊以不同型式的藝術美學為橋梁，實現了醫學與人文的融合共生，每一個轉角的風景，都蘊含團隊的心意。

## 用多元型式的藝術，創造溫暖

藝術是有力量的，儘管大部分人都說不明白那力量來自何處，但其實，當布展人的心意與「人」產生連結時，可以是一個微笑、一段記憶、一句安慰、一份祝福，那就是力量所在。

在中榮研究大樓前有一座蘇格拉底雕像，中榮網頁上也提到，蘇格拉底有句名言：「唯一真正的智慧，就是知道自己一無所知」，希望同仁透過哲學進行思考，以謙卑的心持續在醫學研究上追求真理。

陳適安說：「醫學是哲學的分支，以人為本的哲學思維，能夠讓醫者擁有更好的現代觀與人文觀。而將蘇格拉底雕像立在研究大樓入口處，就是希望提醒每一個進出研究大樓的同仁，面對醫學的局限性時，需要哲學思維的辯證輔助，才能做出對病人最好的判斷決定。」

除了蘇格拉底雕像，婦幼大樓前的母子銅雕，以及在圓滿廣場中心位置的大愛牆，都是中榮團隊將藝術與人文融合院區環境的用心。其中，表達對超過五百位器官捐贈者感謝的大愛牆，隱含了對所有捐贈者的紀念密碼。

相較於其他醫院將捐贈紀念碑設置在室內或院區角落，中榮則選在有著雅緻造景的庭園環境裡。用整塊花崗石雕琢成的大愛牆，靜立在扶疏的綠蔭中，從樹梢葉縫灑落的光線，像是持續閃耀發亮的點點星光，象徵每一位捐贈者的愛如星辰般永恆，就如同醫院網頁上的介紹：「一個生命的結束，卻也可能是另一個生命的轉捩點，唯有不斷的善的循環，把愛傳下去，才能創造生命永恆的價值。」

透過院區裡一道道美麗的人文風景線，中榮想打造的不只是有形的景觀，更是一份持續流傳的共同記憶。

在披星戴月的漫長探索中，每一位出入研究大樓的同仁，必然都經歷過難以突破的瓶頸、天人交戰的困難決定；而在救死扶傷、生死一線間，捐贈者與受贈者之間的連結，更是大愛不滅的見證。

藉由環境改造與人文意念的融合，中榮的空間有了新的生命記憶，屬於病人、員工，以及所有曾與中榮對話連結的個體。

## 首創醫學人文組，推動每年上百場活動

陳適安上任後積極推動的多項院區環境改造，只是他在中榮推動醫學人文思維深化的起點，他有一個更大的目標，是要為中榮建立起能夠讓醫學人文價值落地生根、成長茁壯的環境，要讓醫學人文成為支持中榮未來能走得更遠的基礎。

也因此，陳適安上任不久，就主導成立醫學人文組，專責規劃協調醫學人文實作項目的發展。

陳適安沒有把這個組織放在體制外，而是規劃在醫學教育委員會的編制

下，與醫學教育組並列，下設藝術組與文學組，用以統籌、規劃、推動院內所有醫學人文項目。更重要的是，這個小組必須因應不斷變化的組織需求，持續發想推動創新的醫學人文項目，在中榮落地實現。

醫學人文組的工作項目涵蓋多個不同面向，包含從人文關懷面出發的教育訓練課程，建立藝術賞析創作氛圍的文學電影、音樂、繪畫、攝影活動，基於公益慈善的偏鄉醫療與國際援助行動，又或者是透過社團群體互動建立的情感交流與組織認同等。每年動輒上百場次的實體活動，都是中榮看得到、聽得見、摸得著的醫學人文價值實踐。

談起中榮團隊在醫學人文活動上的推展，擔任醫學人文組負責人的總務室主任黃蜀雯，語氣中有著掩不住的驕傲，「我們在二〇二三年十月開了一場研討會，向多位不同醫學中心的教授報告中榮推動醫學人文的做法。報告後，好幾位教授告訴我們，中榮大概是全臺灣唯一傾全院之力推動醫學人文項目的醫學中心，不但少見，而且幾乎是首創。」

中榮醫學人文組會針對特定領域選定項目，再依每一項活動的業務屬性，協調各專責單位依據各自專業負責執行，而醫學人文組則負責資源配置與分工協調。

以教育課程安排為例，就是由教學部與醫學倫理委員會負責執行，開設包括醫學倫理、社會學、心理學、法律、反思教學、民間信仰與文化等課

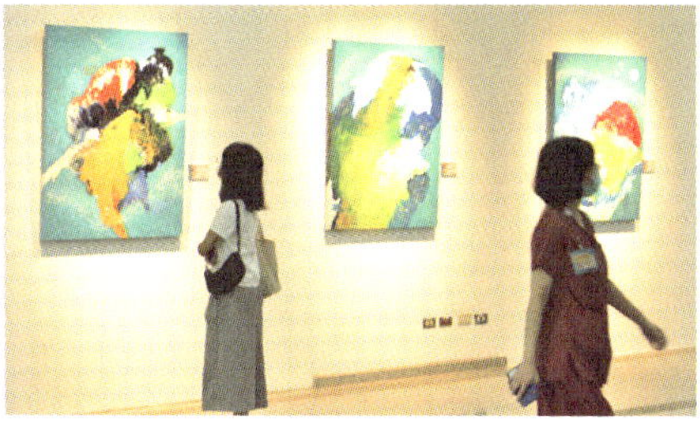

在醫院公共空間中，
舉辦繪畫、書法、攝影等展覽，
已是中榮日常的風景。

程。而環境幸福五感設計項目，則是由總務室、資訊室、醫企部、營養室、工務室各自依分工，按規劃方案完成任務。

## 聽演奏會、看大師作品的日常

「聽交響樂團演奏」、「看書法大師作品」、「參與工藝創作」，這些原本不太像會在醫院場域出現的事，已然成為中榮的自然日常，而這些都是醫學人文組與院內部門跨團隊合作的成果。

從二〇二一年開始，中榮在院內舉辦了超過三十五場的藝術策展，其中不乏各種巧思。

黃蜀雯說：「過去幾年，我們陸續策劃過多次藝術展覽，包含繪畫、書法、攝影、工藝等等。曾在門診大廳展出的巨型書法作品，是書法大師李轂摩的作品；與國立臺灣工藝研究發展中心合作的『自然・迴響』撕畫創作展，則是將工藝創作與醫療照護整合，讓病人與家屬動手參與。」

每一天在中榮不同角落，幾乎都能聽到現場音樂演奏。除了有志工定期彈奏鋼琴外，國家交響樂團與國立臺灣交響樂團，更是每個月到門診區與住院區表演，每個月一場的小型演奏會，已經成為許多病人與員工期待的大事。

如同許多人知道的，音樂具有安撫效果。尤其在醫院這樣的空間中，許多人腦海中的背景聲音，可能是與家人討論病情的沉重對話，可能是擔心自己健康的恐懼想像。但有了音樂後，當病人或家屬走進醫院，迎接他們的，可能是德布西的《月光》，或是維瓦第的《四季》樂章，迴蕩在挑高門廳裡的溫柔弦樂，先是轉移了注意力，繼而取代了在腦海中縈繞不去的焦慮。

一般放射腫瘤科主任、同時是藝文小組藝術組負責人葉慧玲，就曾說過一個故事：「有次在處理病人投訴時，本來病人怒氣沖沖的，但那時門診大樓旁剛好有鋼琴演奏。和病人說明到一半，他突然說，『你們這音樂選得很好』，氣氛一下子緩和下來，病人不生氣了，我們也能跟他好好溝通。」

一位回到中榮看病的退休老醫師，在第一醫療大樓聽到交響樂團的演奏，非常驚喜，拉著認識的後輩問：「下次什麼時候還有？」一聽到每個月都有樂團來，他開心得不得了，立刻跟身邊的看護說：「下個月要約有樂團演奏的時間來拿藥。」

這樣的改變，不只讓醫護人員與病人之間的關係有了微妙的變化，就連過去長期在中榮服務的醫師也感到驚喜，由此就可想見，對於來到中榮的一般民眾而言，他們更能感受到中榮與其他醫療機構真的不一樣。

在中榮服務多年的黃心怡原本就愛好藝文活動，閒時也會與朋友去看畫展、聽演奏會，所以，當中榮在院內推出多項藝文活動時，她又驚又喜。

「我是一直都會參加藝文活動的人，其他同事卻不見得有時間，現在，我們可以一起報名參加院內不同的藝文導覽活動，欣賞不定期的樂團快閃演奏，」黃心怡說：「甚至有些活動是我們過去沒有機會接觸的，像是與書法大師互動、大師為我們導覽創作理念，這不只是學習，也是文化的洗禮，讓我們在忙碌工作中可以看到不一樣的世界，得到新的體悟。」

類似這樣，從日常繁忙工作縫隙中，逐漸長出的人文力量新芽，在中榮並不少見。

中榮也會舉辦醫學人文電影賞析，並邀請不同領域的外部名家講師來演講。這樣的規劃中埋入了人文巧思，要讓所有來參加的員工，一開始只是到場的參加者，離場後，卻可能成為理念的實踐者。

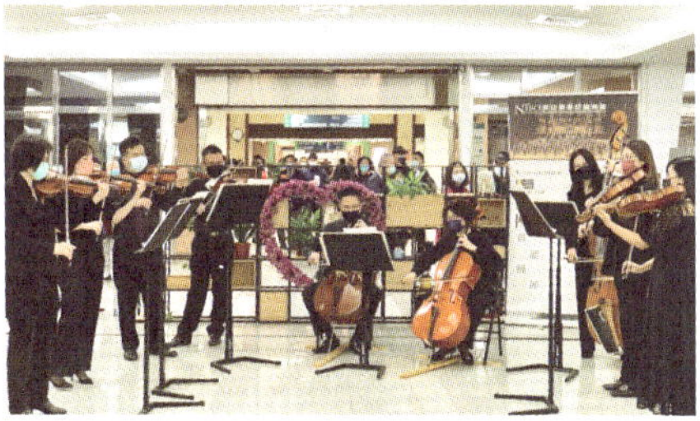

臺灣交響樂團每個月都會到中榮表演，
雖然是小型的演奏會，
卻是許多病人與員工期待的大事。

在中榮工作超過四十年的倪安瑤說：「院內安排的醫學人文電影，對我們而言是一種新的學習，其中討論的很多疾病或是病人的處境，都是我們現在或未來都會遇到的，透過電影情節，其實更可以同理人在不同處境時的反應與困難。說實在話，很多片子都很催淚，即使現在我想起來，都還是有想哭的感覺。有時我跟同事談起這些電影，他們也認為醫院有這樣的安排真的很好，而且不只是我們員工需要看，我們覺得這些影片對病人與家屬也會很有幫助。」

## 不只是參與者，更是行動者

中榮推行的醫學人文實踐項目非常多樣化，陳適安與醫學人文小組的理想，就是要讓醫學人文成為中榮的氛圍，在每一個流程環節、每一個時刻、甚至是每一次人與人的互動，都能夠讓來到中榮的人感受到不同。而這些不同，讓中榮所有人不只是醫學人文的參與者，更是行動者。

在中榮規劃的醫學人文實踐計畫中，不只是在院內推動種種相關活動，更將這些本於人文思維的行動，延伸到院外需要的地方，其中，包括國際行動醫療團，包括諾魯、越南等地。

中榮國際醫療中心主任王仲祺表示，「我們希望中榮的特色醫療可以照顧更多病人，這一直也是中榮創立以來的使命。過去針對太平洋友邦的計畫，中榮會定期派遣不同科別的醫師前往當地提供醫療援助，此外也提供公衛教育，以降低疾病發生率，包括戒菸、飲食習慣改變等。中榮也在越南進行義診，我們將這項行動命名為『越境送暖』，選擇在越南缺乏醫療資源的地方，提供免費治療。」

事實上，類似這樣的義診服務，中榮也在臺灣許多偏鄉大量推行，並且帶著醫學院學生一起參與。陳適安也帶隊參與多次，其中包括前去臺中市和平區桃山部落、苗栗士林村與象鼻村等地，這些地方距離最近能夠提供醫療服務的地點，光是車程就要一小時以上。對於這些偏遠地區的民眾而言，醫學中心團隊深入偏鄉的服務，讓許多原本受限於交通、人力、甚至是經濟等因素，而無力向外求援解決身苦病痛的民眾，終於等來了希望。

陳適安與中榮團隊挺進偏遠地區所進行的義診活動，合計共服務了三千位民眾，這背後代表的是上千個以上家庭的救贖與感謝。

## 醫學人文的溫暖實踐

如同陳適安一再強調的，以人為本的醫學，才是現在醫學發展的方向，因此，與人對話溝通的能力，自然也被中榮納入醫學人文發展的重點。因此，中榮規劃了許多創意活動，協助培養醫事人員溝通的能力，溝通的對象包含了病人、家屬、甚至是遺屬。

例如中榮曾在院內舉辦醫病溝通創意競賽，參加人員遍及全院，除了員工外，甚至還包括外包廠商與研究人員，目的就在於希望集結眾人的智慧，開發出有助與病人及家屬溝通的方案。

另外，針對醫事人員成立說故事影響力工作坊，延聘外部講師，教導醫事人員提升口語表達與敘事能力，並將這些能力落實在工作中，讓每一次與病人及家屬的溝通既專業又暖心，幫助病人與家屬清楚掌握自身狀況，冷靜的思考接下來需要配合或選擇的醫療處置方向。

而對於不幸離世的病人家屬，中榮甚至開設了遺族關懷活動，由安寧團隊舉辦持續性的活動關懷失去家人的遺屬，並與國立臺灣美術館合作，透過藝術文化的安慰，讓遺族在感受到同理關懷的安慰感中，建立起自我療癒復元的能力。

在打造中榮邁向國際級醫學中心的這條路上，陳適安比什麼人都清楚，他與中榮團隊要成就的，不只是一座具有頂尖醫學創新與臨床服務實力的醫院，而會是融合醫學創新與醫學人文，重新改寫的未來醫療新價值。

# 第2章

# 打造全天候幸福職場

**從看得到的空間、摸得到的設備、吃得到的食物，到心理層次的關懷、重視平權等，中榮致力營造暖心的工作環境。**

過去幾年，如果有機會與陳適安談到臺中榮總的發展願景，「幸福職場」、「幸福醫院」、「幸福暖心醫療圈」，是他必然會提到的重點。陳適安心裡有一張任務清單，不管用什麼條件排序，「讓大家感受幸福」這件事，總會排進最前面的位置。

在二〇二一年底的工作成果報告中，陳適安提到對工作的自我期許：「打造一間幸福的醫院，營造良好的環境，讓醫護人員快樂工作，以愉快心情照護病友、服務民眾，打造幸福、暖心醫療圈。」

對陳適安與團隊而言，這些絕不是標語或口號。

陳適安上任後曾多次提到「幸福職場」，但大部分員工對這個概念並沒有太多具象的理解。或許，在工作上，全院上下都感受到了強而有力的衝勁，共同完成許多「不可能的任務」，但許多人沒有想到的是，有感變革的目標，也包括員工幸福感的提升。

## 一個月完成員工最想要的自助餐

過去多年，中榮的員工餐廳只提供固定選項的餐食，雖然每天的菜色都有變化，但可做的選擇還是有限，也因此，幾乎每年員工問卷調查都有人反映，希望醫院能提供自助餐。之前遲遲未能改變，是因為廚房設備與人力、物力的限制。

營養室主任謝惠敏點出改變的契機，「二〇二二年院長來找我們討論，他認為同仁已經反映這麼多年，該是改變的時候。當然我們跟他說明了其中的問題，但院長的指示很清楚，既然知道問題就解決問題，目標就是在一個月內完成員工餐廳的改造。」

這又是另一項「不可能的任務」，幾十年沒有改變的員工餐廳，在營養室、工務室及相關單位的通力合作下，一個月內完成設備購置、空間改造、菜單設計、用餐動線調整等必要項目。

提供的食物除了滿足員工期待的自助餐之外，還設計多款不同餐食的菜單，包括蔬食專區、甜點、滷味、多國風味料理簡餐等。而且在院長支持之下，還為所有員工提供特別的甜蜜福利——免費冰淇淋。

改造後的員工餐廳需要準備的餐點種類，幾乎比過去多一倍，但實際上，醫院對員工餐食的補貼卻沒有大幅增加，價格也不須調高。

謝惠敏說：「因為來用餐的人變多了，餐廳營運效率變高、剩餘食物變少，更好控制成本。」

中榮員工餐廳的改革，無疑是永續管理中的出色案例，菜色較過去增加一倍，剩食卻比過去更少，也有效降低了邊際成本。在讓員工感到幸福的過

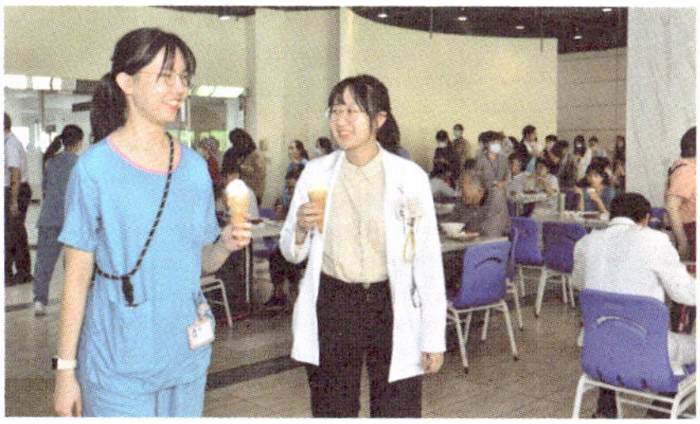

除了提供豐富餐點，
中榮的員工餐廳在陳適安的支持下，
還提供免費冰淇淋讓同仁享用。

程中，也創造了永續的價值。

## 宿舍環境大改造，重現明亮綠蔭

而類似的變革效益，在中榮打造幸福職場的過程當中比比皆是，例如宿舍區環境的改善，健身房、游泳池，以及羽球館的改建等，讓已經年久失修、不堪使用的設施搖身一變，成為擁有更多實際效益的資產，讓更多的員工受惠。

中榮從三十年前開始，就陸續在院區內建設了室內體育館、游泳池、宿舍等設施，但隨著時間經過，這些設施也逐漸老舊不堪使用。

以宿舍區為例，原本的規畫是綠蔭成林的住宿園區，但是缺乏維護，造成了樹木漫無節制生長，反而在樹蔭遮蓋下嚴重缺乏日照，環境變得陰暗潮濕。而進入園區的路上，又沒有及時清掃落葉落果，地面不但髒亂，而且蟲蟻橫生。

這樣的狀況，在陳適安上任之後推動的一系列院內設施改造中，獲得了改善。

住在園區已經六年的中榮同仁張晉詮說：「現在真的跟以前差很多，我們剛搬進來的時候，小孩才一歲多，雖然樓下就有一些遊戲設施，但我們都不敢讓他去玩，因為蚊蟲太多。但在環境改造後，不只修剪樹木，讓宿舍區有了陽光，落葉也有人打掃，蚊蟲跟著變少，而那些遊戲設施也開始有小朋友會去玩。」

另一位在二〇二二年搬進宿舍的中榮同仁鄭慧如，對於宿舍環境的轉變也非常有感，「我們剛住進來時，樹木長得很茂密，但因為沒有修剪，把陽光都遮住了，第一次走進去的感覺像是走入叢林裡，非常潮濕，而且地上還有很多掉落的葉子和果實，就會長很多蟲。後來在二〇二二年下半年，院長要求宿舍區要全部整理。原本我的客廳是照不到陽光的，但樹木修剪過之後，我的客廳現在就有陽光了，而且宿舍外面的地原本是土質的地面，後來也鋪起草皮，感覺很適合讓大家去野餐。」

讓許多中榮員工感動幸福的院內設施改造，還包括羽球館、籃球場、游泳池、健身房的改造。事實上，健身房是陳適安上任之後，有感於要鼓勵員工運動，因此在教學大樓的閒置空間設立健身房，並透過與企業夥伴的合作，將中榮的健身房打造成與其他高級健身中心相比，都毫不遜色的健身運動空間。

就有中榮醫師透露：「有一位復健科的醫師，每天下班後都去健身房自主訓練，結果一段時間下來，居然把自己練成肌肉型男，也讓很多人都非常的羨慕。」

## 游泳池、羽球館改頭換面

羽球館與游泳池的升級活化工程，也是在陳適安的堅持下完成，特別是荒廢許久的游泳池，原本希望透過編列公務預算的方式發包，但因為預算太低，造成數次流標而無法動工。

陳適安向外尋求企業贊助合作，才終於將這些荒廢許久的院內設施重新活化啟用，除了可以做為院內病人職能治療的場地外，也同時讓員工有更好的生活環境。

中榮關節重建科主任曾崇育有長達數十年的羽球球齡，他笑著說：「以前

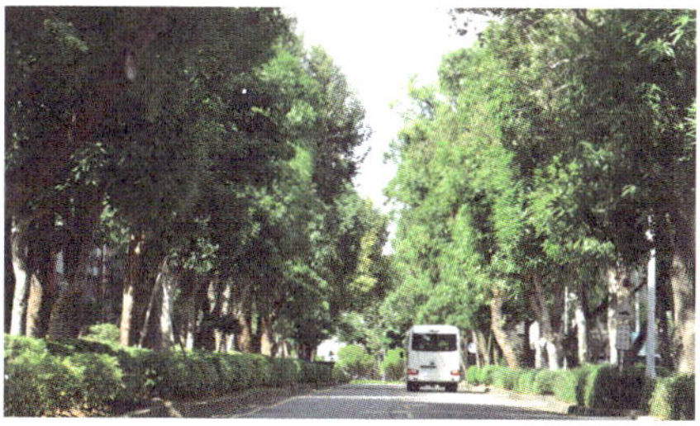

住在中榮宿舍裡的同仁，
對於宿舍環境的改造十分有感，
現在每天都能在美麗的林蔭大道上下班。

我們都只敢在晚上八點後才去體育館打羽球，因為實在太熱了，而且每個人至少要帶三件球衣來換，畢竟在一個沒有空調的場地裡打球，滿身大汗是一定的。但現在羽球館完全不一樣了，是一座有全新空調、燈光、與專用地板的羽球館。」

陳適安與團隊打造幸福職場的思維很簡單，就是設身處地的思考員工全天候在院區活動會產生的需求，也因為如此，當手術室休息區出現了最高規格的按摩椅時，就有醫師感動的說：「當我們看到這兩台按摩椅，就知道是院長擔心我們手術太多，會太累。」

## 為職場平權立下規矩

除了透過組織設計，建立起讓醫學人文等項目可穩定運作的機制外，對於職場權力濫用的矛盾、甚至是暴力，也是中榮高度重視，並且優先透過流程制度改革介入的重點。

陳適安上任的第一年，就特別注意院內的平權問題，因為他知道，要讓員工感到幸福，必須消弭所有工作場合中不應該出現的不平等甚至暴力問題，例如不合理的工作流程等。同時，要更積極提供有效率的申訴與處分機制、開放雙向的溝通管道等。

陳適安說：「幾十年前，確實有醫師動不動就對護理人員發脾氣，甚至是摔東西。但現在任何醫療場所，發生這樣的行為都是錯誤的，一旦發現，就應該立刻按照規定給予懲處。」

上任第一年就與上千位員工面對面溝通的陳適安，比誰都快進入狀況。而他之所以下定決心優先改革門診流程，除了因為門診流程制度攸關每天數千名病人的權益外，也是由於當時他看到，有員工因為遲遲未能改正的流程問題，被迫曝露在風險中。

陳適安剛到中榮時，曾經發生過一件事。有一位護理師因為醫師的門診看到半夜才結束，她也跟診到半夜，那時醫院幾乎已經沒有人。她回到休息室準備換衣服下班，卻發現有人試圖闖入，幸好門有上鎖，她也機警的通報，才沒有發生意外。陳適安感慨的說：「我聽到這件事後非常震驚，下定決心要用最短的時間解決門診拖診的問題。」

就在那一年，中榮徹底解決了這個問題，一直到現在，再也沒有超過晚上十點還在看診的狀況。

在這場陳適安主導的變革中，精準與紀律是他從來沒有放鬆過的要求，而在維持職場平權上，他同樣以此為標準。常常與同仁互動的陳適安說：「就有護理師來跟我說，現在開刀房的氣氛跟以前比起來好很多。」

## 因為在乎，所以念念不忘

在中榮小夜班下班時，許多護理師常有機會與陳適安搭上同一部接駁車回宿舍區。

有護理師說：「陳院長很親切，他在車上會跟我們聊天，不見得是談工作的事情，比較像是噓寒問暖，關心我們今天過得好不好，工作到這麼晚，家裡小孩怎麼安排之類的。有一次院長問我們對醫院舉辦員工旅遊的看法，我們認為與其去員工旅遊，還不如辦聚餐，大家還可以聯絡一下感情。沒想到過沒多久，醫院就辦了一場豐盛的自助餐聚餐，讓所有人可以一起輕鬆的聚餐聊天。」

住在醫院宿舍的員工說：「每天早上要搭接駁車去上班時，我會在路上拍一張院區風景發到群組裡，那就是我的早安圖。」一張不需要任何文字說明的照片，記錄下滿滿的生活幸福感。

談到員工餐廳，很多人眉飛色舞的分享：「有很多熱門招牌菜讓我們很期待，像是番茄麵疙瘩、韓式拌飯、銀耳湯，還有讓大家都很快樂的鹹酥雞，吃完飯還可以用一支甜筒冰淇淋劃下完美的句點。」

這些點點滴滴讓人感受幸福的時刻，是過去幾年中榮的日常。幸福的起點，來自於在乎的心意，因為真的在乎，所以念念不忘。

在追求醫療服務創新與醫學研究突破的路上，陳適安與中榮團隊始終沒有忘記「以人為本」的初心，在人文溫暖與科學智慧匯集的交會處，是燦然永續的幸福笑靨，更是創新傳承的榮耀光芒。

國家圖書館出版品預行編目(CIP)資料

榮耀變革：臺中榮總1461天的創新與再造/倪可誠著. -- 第一版. -- 臺北市：遠見天下文化出版股份有限公司, 2024.12
面；　公分. -- (財經企管；BCB858)

ISBN 978-626-417-086-4(精裝)

1.CST: 臺中榮民總醫院 2.CST: 醫院行政管理

419.333　　113018360

財經企管 BCB858

# 榮耀變革

## 臺中榮總1461天的創新與再造

作者 — 倪可誠

企劃出版部總編輯 — 李桂芬
主編 — 詹于瑤
責任編輯 — 李靜宜（特約）
封面、版型設計 — 洪雪娥
攝影 — 黃鼎翔
圖片提供 — 臺中榮總（P.49、P.165、P.173、P.211、P.233、P.267、P.293）
校對 — 魏秋綢

出版者 — 遠見天下文化出版股份有限公司
創辦人 — 高希均、王力行
遠見・天下文化 事業群榮譽董事長 — 高希均
遠見・天下文化 事業群董事長 — 王力行
天下文化社長 — 王力行
天下文化總經理 — 鄧瑋羚
國際事務開發部兼版權中心總監 — 潘欣
法律顧問 — 理律法律事務所陳長文律師
著作權顧問 — 魏啟翔律師
社址 — 臺北市104松江路93巷1號
讀者服務專線 — 02-2662-0012 | 傳真 — 02-2662-0007；2662-0009
電子郵件信箱 — cwpc@cwgv.com.tw
直接郵撥帳號 — 1326703-6號　遠見天下文化出版股份有限公司

內文排版 — 立全電腦印前排版有限公司
製版廠 — 東豪印刷事業有限公司
印刷廠 — 富星彩色印刷設計股份有限公司
裝訂廠 — 聿成裝訂股份有限公司
登記證 — 局版台業字第2517號
出版日期 — 2024年12月31日　第一版第1次印行

定價 — 650元
ISBN — 978-626-417-086-4 | EISBN —9786264170819（EPUB）；9786264170826（PDF）
書號 — BCB858
天下文化官網 — bookzone.cwgv.com.tw

天下文化
BELIEVE IN READING